GOLDMANN

Buch

Jane geht auf den Strich und träumt dabei von der großen Liebe und vom Heiraten. Mary arbeitet als Domina und denkt voller Sehnsucht an einen romantischen Abend mit ihrem Freund zurück, während einer ihrer Kunden ihr zu Füßen liegt und nach Schlägen bettelt. Zart und grausam, poetisch und provokativ erzählen »Fetisch & andere Stories« von Frauen, die sich nach wahrer Liebe sehnen, von Prostituierten, deren Leben jedoch nichts als geschäftsmäßigen Sex für sie bereithält.

Zehn ergreifende Geschichten, die unverblümt von einer Welt berichten, die keinen Platz für Gefühle läßt und die in krassem Gegensatz zu den Träumen und Sehnsüchten eben jener Frauen steht, die ihr schonungslos ausgeliefert sind. Geschichten über Einsamkeit, Wut und Verzweiflung und den unerschütterlichen Wunsch nach Zärtlichkeit.

»Hervorragende Geschichten, poetisch und echt.«
(Douglas Cooper)

»Ein Buch, das man nicht mehr aus der Hand legen möchte.«
(The Toronto Star)

Autorin

Evelyn Lau, 25, ist Kanadierin chinesischer Abstammung. Mit ihrer Autobiographie »Frei wie ein Vogel«, in der sie ihre schockierenden Erlebnisse als jugendliche Ausreißerin beschreibt, gelang ihr sofort ein Bestsellererfolg. Evelyn Lau hat außerdem zwei Gedichtbände veröffentlicht und wurde als jüngste Preisträgerin überhaupt mit dem Canadian Governor General's Award ausgezeichnet. Sie lebt heute in Vancouver.

Außerdem im Goldmann Verlag erschienen

Frei wie ein Vogel (12453)

Evelyn Lau

FETISCH & ANDERE STORIES

Deutsch von Angela Stein

GOLDMANN VERLAG

Die Originalausgabe erschien 1993 unter dem Titel
»Fresh Girls & Other Stories«
bei Harper Collins Publishers Ltd., Toronto

Die Zitate von Dylan Thomas sind dem Band
»Windabgeworfenes Licht« (Hanser, 1992) entnommen.

Umwelthinweis:
Alle bedruckten Materialien dieses Taschenbuches
sind chlorfrei und umweltschonend.
Das Papier enthält Recycling-Anteile.

Der Goldmann Verlag
ist ein Unternehmen der Verlagsgruppe Bertelsmann

Deutsche Erstausgabe 3/96

Umschlaggestaltung: Design Team München
Umschlagfoto: Gerald Klepka, München
Satz: DTP-Service Rainer Apel, Wietze
Druck: Elsnerdruck, Berlin
Verlagsnummer: 42767
Lektorat: Martina Klüver
Herstellung: Sebastian Strohmaier
Made in Germany
ISBN 3-442-42767-3

1 3 5 7 9 10 8 6 4 2

Inhalt

Frische Mädchen

Carol ist im Badezimmer; mit der einen Hand hält sie ihre Haare zurück, in der anderen hat sie die Wimperntusche, und ihr Gesicht sieht schief aus im Spiegel des Medizinschranks. Es schwebt neben kirschrotem Mundwasser, Zahnseide, alten Rasierern. Carol bearbeitet ihr honiggelbes Haar und sagt: »Du hältst mich doch nicht für neurotisch, oder? Oder?« Und dann kommt sie ins Wohnzimmer, den Reißverschluß ihres Kosmetiktäschchens zwischen den Fingern, und lächelt ihr Kleinmädchen-Lächeln. Sie ist vierundzwanzig – genauso alt wie Jane, die auch im Massagesalon arbeitet und sich im Flur spöttisch verneigt, als der alte Kerl geht; sie glaubt, daß keiner sie sieht. Scheint, daß der Typ sich mehr genommen hat als ihm zustand für sein Geld. Als sie zwanzig war, hat Jane einen Hostessenservice betrieben, aber jetzt ist sie ausgelutscht und sitzt den ganzen Tag im Hinterzimmer, wartet auf einen treuen Stammkunden, während die anderen Mädels ständig zu tun haben. Ziemlich viele Blondinen zur Zeit, die am Tisch ihre hellen Augen schminken, Zigaretten schnorren, Heftchen lesen. Jane schaut zu. Sie kriegt allmählich so einen Zug um den Mund, als ob sie zuviel wüßte, aber wenn sie sich normale Sachen anzieht, Jeans und einen Pulli, um ein paar Häuser weiter Suppe oder Zigaretten oder Kondome zu kaufen, sieht sie gar nicht übel aus. Sie hat Sommersprossen auf den Schultern, süß irgendwie. Ohne Make-up sieht sie besser aus, aber im Job – mit dem blauen Eyeliner, dem engen weißen Kleid und dem Chiffonding am Hals, das sie sich in die Haare flicht –, wirkt Jane erledigt. Doch, wirklich, obwohl sie das Zimmer hat, in dem hellrosa Rosenknospen auf der Lampe neben dem Bett sind.

Carol sieht nicht so aus. Sie ist noch nicht lang genug dabei. Sie hockt auf dem Boden, stochert mit der Nadel herum, verschmiert ein bißchen Blut auf ihrem Schenkel, auf dem Kleid, das sie sich irgendwo geborgt hat, ein violettes, geblümtes Minikleid. Hübsche Beine hat sie, und die Haare fallen ihr ins Gesicht; sie schwitzt nicht mal, obwohl sie schon seit zwanzig Minuten rumstochert. Sie hat mir sogar auch eine gemacht; die liegt auf dem umgestülpten Karton, den Mark für einen Couchtisch hält. Blaßgoldene Flüssigkeit und dann ihr Blut, das in der Spritze kreiselt wie ein lockiges Haar. Ich schau auf die Spritze, dann auf Carol, warte auf den Kick.

»Mark, ich brauch fünf Mäuse für Strumpfhosen«, sagt Carol.

Sie schaut auf, und das Licht fällt auf ihr Gesicht und ihr Haar und den Holzboden. Alles eine Farbe, Schätzchen, und sie zeigt ihre Beißerchen her, und Mark rückt raus damit. Sie ist so eine, der man nichts abschlagen kann, die noch so was Frisches an sich hat, als hätte sie gerade geduscht und sich mit Babypuder eingestäubt. Als wäre sie gerade durch einen Wald spaziert. Monica wird sie hassen; die sitzt immer im Hinterzimmer, das Bein auf der Lehne der durchgesessenen Couch, Stapel von Zeitschriften, Science-Fiction-Schmökern und zerfledderten Liebesschnulzen ohne Umschlag hinter sich, raucht eine nach der anderen und meckert rum. Ißt Hühnersuppe aus einer Tasse und zupft an ihren gestylten Ponyfransen; die Haare hat sie so stark blondiert, daß sie an den Stellen, wo das Gel nicht im Licht schimmert, grau aussehen.

»Neue Mädchen, die ganze Zeit kommen neue Mädchen«, murrt Monica und stößt wütend den Rauch aus. »Und wovon soll ich leben? Kannst du mir das mal sagen? Erst du, dann die Rothaarige, dann die dünne Blonde, die hat auch noch 'nen Akzent, der zum Himmel schreit! Wie soll ich da noch einen abkriegen? So viele gibt's nicht, und ich muß hier den ganzen Mittag rumsitzen wie bestellt und nicht abgeholt . . .«

Monicas rote Lippen verzerren sich gehässig, und dann klingelt es, und sie steigt in die hohen Schuhe, schaut in den Spiegel und zupft eine Strähne zurecht, schnappt sich Kondome. Sie weiß schon, daß der bestimmt eines von den neuen Mädchen will. Die Männer merken, welche schon lange da sind; die riechen nach Hinterzimmer, nach vollen Aschenbechern und haben den Geschmack von Tütensuppe auf der Zunge.

Auch Monica sieht gar nicht übel aus, wenn sie Feierabend hat und sich ein Männerhemd und knappe rosa Shorts anzieht, im Spiegel vor mir ihr Gesicht inspiziert, sorgfältig das Make-up abwischt und sich die Haare ausbürstet, bevor sie loszieht, um ihr Kind abzuholen. Aber sie überläßt es mir, das Badezimmer sauberzumachen, und einen Moment lang hasse ich sie. Der Haß sitzt locker hinter den vernagelten Fenstern dieser Bude, in dem die Lampen in allen Zimmern mattes rotes Licht verstrahlen, damit alle gut aussehen, manchmal sogar die Männer, die dann bleich und weich wirken auf den Laken, wie Babys, deren Gesichter noch nicht ausgeprägt sind.

»Danke, Mark«, sagt Carol.

Sie kommt mit einer Packung Strumpfhosen aus dem Geschäft in der Nähe den Flur entlang und strahlt. Sie dreht sich zu mir und grinst mich an.

»He, das ist vielleicht komisch, auf der Straße zu sein, wenn man zu ist. Als ob's jeder wüßte und alle es sehen könnten, und man hat Schiß, sich zu verraten, als ob sie dich bloß anschauen müßten, um's zu merken. Alle gucken einen komisch an, bloß der eine Typ, der hat mir hinterhergepfiffen. Stand auf dem Balkon. Der war echt süß, ich frag mich, warum Mädchen den Kerlen nicht auch nachpfeifen? Und weiter hinten war ein Streifenwagen, und der Cop hat mich echt komisch angeguckt . . .«

Sie reißt die Packung auf und quatscht weiter, aber ich merke es kaum; ich lege den Arm auf die Couch, Mark sagt mir, ich soll eine Faust machen, und dann sagt er: »Gut, braves Mädchen, so ist's recht, da haben wir sie«, und ich lasse mich nach hinten sinken, ganz schnell, spüre, wie der Geschmack aufsteigt, Silber oder Kupfer oder irgendein Metall; und dann kriege ich dieses splitternde Gefühl im Nacken und in den Schultern, da, wo es am nächsten Morgen weh tun wird.

Ich sitze auch ziemlich viel im Hinterzimmer im Massagesalon, aber das macht nichts, ich habe noch andere Leute. Einen Arzt zum Beispiel, der mich alle paar Wochen aus Medicine Hat in Alberta anruft. »Ich will die ganze Nacht deine Muschi ficken«, sagt er, und dann jettet er zu irgendeinem Ärztekongreß hier und erwartet mich auf seinem Hotelbett. Wenn ich aus dem Badezimmer komme, halb abgeschminkt, schaut er mich an, lächelt und sagt: »Du bist immer noch hübsch«, als erwarte er, daß hinter dem Gesicht, das ich für ihn aufsetze, jemand anders zum Vorschein käme.

Er und auch einige von den anderen halten mich immer noch für eine Lolita, aber ich habe demnächst Geburtstag. Ich werde zwanzig, und was dann? Das Hinterzimmer wird zu eng, und sogar der Besitzer hat allmählich genug von den hübschen Mädchen mit ihrem Papa-Tick, die sich neben dem Tisch räkeln, auf dem er die Abrechnung macht und ihnen die Hälfte von ihrem Geld abnimmt; den Mädchen, die ihren Rock hochschieben und die nackten Beine unter sich ziehen und an ihren langen Locken zupfen und schmollen: »Hör mal, Daddy, soll ich sie abschneiden? Ich hab gedacht, beim nächsten Mal vielleicht, guck mal, die ganzen kaputten Spitzen . . .«, und derweil fällt ihnen ihr tolles Haar wie ein Wasserfall über die Schultern. Für Mario wollen sie alle hübsch sein; er nimmt ihnen das Geld ab und erlaubt ihnen, im Hinterzimmer zu sitzen, wenn sie alt werden, vierundzwanzig, fünfundzwanzig. Erlaubt ihnen, Hühnersuppe zu essen und für die anderen Mädchen Kondome zu besorgen und ab und an ein paar behaarte, übelriechende Stammkunden zu bedienen, die karierte Hosen und billige Krawatten tragen. Dann kommt Marios Frau rein mit ihren sommersprossigen Beinen, sie trägt ein rotes Kleid, legt den Kopf schief und sagt: »Nein, schneid sie nicht ab, das ist schlecht fürs Geschäft«, und die Mädchen schlagen die Augen nieder und tun erwachsen, ihre Münder verraten Wissen und Verachtung, aber sie sagen: »Na, gut«, und Mario vertieft sich wieder in die Buchhaltung.

Aber manche Männer halten mich noch für ein

kleines Mädchen. Er nennt mich so, der reiche alte Mann in dem Apartment mit den dunklen Fenstern; »mein kleines Mädchen«, sagt er, »du bist noch ein kleines Mädchen«, und ich finde, es gibt keine schöneren Worte. Er ruft mich nachts an, wenn er betrunken ist. Und er faßt mich nie an, ich muß nur auf der Couch mit dem Seidenbezug sitzen, in diesem unglaublichen Zimmer mit der Spiegelwand, die wie eine Eisfläche ist, und dem großen Flügel, auf dem in einer Kristallvase rote Rosen arrangiert sind. Der alte Mann ist in seine Decken gehüllt und raucht Silk Cuts, und er bittet mich, die Petroleumlampe auf dem Tisch anzuzünden. Ich stelle sie zu groß, so daß eine Flamme hochschießt und einen schwarzen Fleck an der Decke hinterläßt. Es wird immer schlimmer mit ihm. Einmal, als ich zum Pinkeln gehe, sehe ich, daß er sein Abendessen ins Klo gekotzt hat, grüne Bohnen mit Reis oder irgendeiner gelatineartigen Substanz; er hat sich nicht die Mühe gemacht zu spülen. Aber er mag es, wie ich seine Rusty Nails mixe – unbeholfen; »typisch Frau«, sagt er, »Frauen können einfach keine Drinks mixen«. Ich mache die Gläser so voll, daß sie überschwappen, wenn ich sie hineintrage; ein halber Becher Drambuie, ein halber Becher Scotch, kein Eis. Er lächelt müde, schaut mich im Spiegel an und sagt, daß ich gut oder schlecht aussehe, je nach Laune, und ich drehe mich um und streiche mein Kleid überm Bauch glatt und sage: »Ich werde fett«, und er sagt: »Ja« und dann: »Nein, du bist wunderbar, du bist ein kleines Mädchen.« Und ich platze fast vor Stolz, ein goldenes Gefühl.

»Ich mag dich«, sagt er, »das ist ein echtes Kompliment, ich mag sonst kaum einen.«

Aber die Taxifahrer glucksen, wenn ich rauskomme und das Eisentor hinter mir zuschlage: »Der alte Knabe ist echt 'ne Nummer, wissen Sie, jede Nacht kommen bei dem leichte Mädchen raus.«

Ich weiß das. Ich weiß von dem Mädchen aus dem besten Massagesalon der Stadt, das zu ihm kommt und auf der Chaiselongue liegt, und ich weiß auch, was er mit der Kleinen macht. Aber mit mir macht er nie was, und das ist gut so. Ich sitze nachts neben dem Telefon und warte, bis er betrunken ist und mich anruft, und bestimmte Taxifahrer bringen mich dann zu der Geheimadresse, und ich spaziere durch das Labyrinth von Gärten und Toren zu seinem Luxusapartment. Er ist betrunken und fummelt an der alten Standuhr im Flur herum, bietet mir einen Drink an und sagt dann, ich soll ihn mir selbst machen. Wenn ich ihm bis drei, vier Uhr morgens zuhöre und ihm eine Schlaftablette gebe, bevor ich gehe, bleibe ich unter seinen Auserwählten, und manchmal ruft er sogar danach an und spricht etwas auf meinen Anrufbeantworter.

»Tut mir leid, kleines Mädchen, ich kann mich an nichts mehr erinnern, was gestern vorgefallen ist, wir waren doch nicht etwa zusammen im Bett, oder?«

Und ich rufe zurück und versichere ihm: »Nein, alles war so, wie Sie's mögen, ganz rein.«

Rein wie Koks, wie Schneeflocken. Ich kenne alle Dealer der Stadt, sie treffen sich bei Mark, dem Engländer mit der schiefsitzenden Krawatte, der mit seinem Golfschläger ausholt und »du Sau, du Sau« zu mir sagt und eine kleine grüne Waage hervorzieht, um meinen Einkauf abzuwiegen; der Japaner in dem Designerpulli mit den gelben Pillen, die zehnmal so stark wie Morphium sind, läßt mich nicht aus den Augen und wartet, daß ich ihn anrufe, ihn, mit seinen geldgeilen Augen und dem Jaguar, den er um die Ecke parkt. Meine Nummer haben sie alle.

Aber ich hab auch ihre. Der alte Mann ist der Beste. Wenn ich um Mitternacht sage, daß ich gehen muß, zupft er mit seiner weißen Klaue an mir und sagt: »Nein, bitte bleib noch, bitte. Ich geb dir zweihundert mehr, bleibst du dann?« Und dann, bevor er an seiner Lippe nagt, bevor er nachdenklich und ernst wird und sagt: »Das ist doch wirklich traurig, wenn man sich's überlegt, daß ich dich anrufen und dafür bezahlen muß, daß du mir zuhörst«, laufe ich ins andere Zimmer und hole sein Scheckbuch. Manchmal muß ich den Scheck ausschreiben; er hält ihn in der Hand und schaut mich mit Rehaugen an, lächelt matt und sagt: »Ich kann nicht, bin zu betrunken«, und ich schreibe den Scheck aus und führe dann seine Hand zu der Stelle, wo er kraklig unterschreibt. Und wenn ich gehe, nehme ich den Scheck und das Bündel Zwanzig-Dollar-Scheine, das er für mich auf den Küchentresen gelegt hat. Und beglückwünsche mich, während ich durch die Gärten und die drei Tore zu dem Marmoraufzug laufe, weil ich es wieder geschafft habe, weil ich immer noch sein kleines Mädchen bin.

Es ist also nicht so schlimm mit dem Hinterzimmer, obwohl man schon sagen kann, daß ich in gewisser Weise ziemliche Kosten zu verbuchen habe. Und dann einen Kleinmädchennamen, wie Jane, der mir jämmerlich von Geburtstag zu Geburtstag folgt. Ich wollte nie älter werden, ich wußte, daß mich nichts erwartet außer muffelnden, alten Stammkunden und einem Haufen neuer Mädchen, die alle sechzehn, siebzehn sind, sich widerrechtlich in den Massagesalons der Stadt breitmachen und mich ausbooten. Erniedrigende Tage, die ich im Hinterzimmer verbringe, alte Vogue-Hefte durchblättere, das Telefon abnehme und die Mädchen zum Tresor begleite, wo sie die Hälfte ihres Geldes hinterlegen. Beobachte mit einem müden Lächeln, wie Jane an ihrem Haarband herumfummelt und ihr Bauch sich allmählich abzeichnet unter dem engen weißen Kleid.

Das ist meine Familie, Mario und die wechselnden Mädchen, und die Freier, die an der Vordertür klingeln und meine Strümpfe befummeln, in dem Zimmer oben, wo ich sie hinführe, mit meinem Täschchen unterm Arm, in dem ich Kondome und Gleitcreme und Babypuder aufbewahre, und einem Porno, der sie so geil machen soll, daß sie die Fünfzig-Dollar-Scheine in ihrer Brieftasche rausrücken, wenn ihnen mein nackter Körper nicht genügt.

Carol ist fertig, sie hat ihre Hochhackigen an den Füßen und sitzt nervös neben mir auf dem Sofa.

Sie braucht nicht viel zu erzählen, ich weiß auch so, daß sie's erst ein paarmal gemacht hat.

»Ich weiß nicht so genau, was ich machen soll«, flüstert sie und zupft an ihrem Kleid. »Mark hat gesagt, der Typ wäre wirklich nett, ein Chinese, aber irgendwie . . . soll ich ihn küssen? Erwarten sie, daß man sie küßt?«

»Naja, ich mach's«, sage ich. »Wenn du was Besondres sein willst, machst du's, aber die meisten Mädchen tun's nicht«; Mark erwacht auf der anderen Seite vom Sofa aus seiner Benommenheit, und der Chinese kommt den Flur entlang; er hat ein großes Mondgesicht.

Mark sagt: »Das ist Carol . . .«, und Carol sieht plötzlich verstört aus, und dann zieht sie Mark in die Küche, und ich höre sie sagen: »Mark, ich brauch einen Schuß, bevor ich mit ihm ins Zimmer geh, bitte Mark, tu mir das nicht an, ich hab gedacht, du wärst mein Freund. Ich hab das Gefühl, es ist dir egal, du hörst mir gar nicht zu, ich kenn den Kerl doch nicht mal, nur einen Schuß, bevor ich raufgeh.«

Und er sagt: »Nein, komm schon, Carol, sei nicht blöde, der merkt doch, wenn du zu bist, er mag nur Mädchen, die clean sind und nix mit Drogen am Hut haben.«

Und der Typ steht bei mir im Wohnzimmer. Ich lächle ihn freundlich an.

»Möchten Sie sich setzen?«

»Nein, nein, ich sitze den ganzen Tag. Im Büro.« Er steht weiterhin herum, spielt mit etwas in seiner Jackentasche, betrachtet den Raum unter gesenkten Lidern. Er wirft mir einen raschen Blick zu, ich schlage die Beine übereinander.

»Bist du clean?« fragt er.

»Na klar«, sage ich, immer noch mit dem Lächeln auf dem Gesicht. »Ich rühr keine Drogen an, ich rauch nicht mal.«

Zumindest das stimmt, ich habe vor einem Jahr aufgehört.

»Gut. Scheinst ein nettes Mädchen zu sein.« Er hört Carols Stimme aus der Küche, und er dreht sich zu mir und sagt »Wie steht's mit dir, bist du . . .?« Dann zögert er; so wie ich es mag, wie ich es brauche. »Ich zahle hundert . . .«

»Nein«, sage ich lachend. Ich hab die ganze Woche hart gearbeitet, ich hab genug. »Nein, Süßer, ich hab Urlaub. Aber Carol macht's dir.«

Ich höre, wie Mark aufgibt und sie ins Badezimmer schiebt, und der Freier und ich warten im Wohnzimmer, er steht ruhig neben mir, ist zu nervös, um zu zappeln, und ich schlucke den chemischen Geschmack runter und grinse in den Raum, bis Carol rauskommt, lächelnd, mit Augen wie Discokugeln, glitzernd und kreiselnd. Sie packt mich am Arm und flüstert mir zu, daß sie ein Kondom braucht, dann verschwindet sie mit dem Freier im Schlafzimmer, und Mark steht in der Badezimmertür und bedeutet mir mit der Nadel, daß ich zu ihm kommen soll.

Es kommt mir vor, als wären Tage vergangen, da taucht Carol wieder auf, und ich sehe den Chinesen von hinten, der nackt ins Badezimmer tappt, aber so lange kann es nicht gedauert haben, weil sie grade von dem Schuß runterkommt, den Mark ihr gesetzt hat.

»Und, wie ist's gelaufen?« frage ich sie, so wie Jane mich an meinem ersten Tag im Massagesalon gefragt hat, als ich den ersten Kunden hinter mir und einen zugeklebten Umschlag in der Hand hatte, den ich Mario für den Tresor geben wollte. »War er okay?«

Ich weiß nicht mehr, was ich damals gesagt habe, aber Carol bleibt stumm. Ihre Augen sind stumpf, und sie weichen mir aus, als täte es weh, mich anzusehen, und sie geht durchs Zimmer, auf den Balkon hinaus. Die Sonne geht auf, ich sehe das zitronengelbe Licht, das sich mit rosa und blauen Strahlen am Vorhangrand vorbeidrängt, und ich höre, daß Mark es sich auf dem grade frei gewordenen Bett bequem macht.

»Carol?« sage ich, aber ich sehe sie kaum auf dem Balkon, sie sucht nach einer Zigarette, und ich lasse mich nach hinten in die Kissen sinken und greife nach der Spritze, die sie für mich auf den Couchtisch gelegt hat. Und sie bleibt lange da draußen, ein bewegungsloser, grauer Schatten am Geländer, und ich weiß, daß sie es nicht tut, weil sie Sonnenaufgänge gern mag.

Der Hausbesuch

Nachdem sie aufgelegt hatte, summte Mary vor sich hin und ging zum Schrank. Später würde ihr Freund kommen, und sie würde Dessous für ihn tragen und ein blumiges Parfum. Sie schob die schweren Bügel beiseite und griff nach dem Dress, das ganz hinten im Schrank hing, hinter Pullis und Jacken. Sie zog es hervor, legte es in seiner ganzen schimmernden schwarzen Länge aufs Bett, und fing an sich auszuziehen. Sie würde die Kerzen auf der Kommode anzünden, wenn ihr Freund da war, würde Wein einschenken in die Kristallgläser, sie würde ihn langsam und genüßlich ausziehen, so wie jemand ein wunderbar verpacktes und lange ersehntes Geschenk auspackt. Sie würde vor ihm knien, und er würde die Augen schließen und über ihr Haar streicheln. Wenn er seufzen und die Augen wieder öffnen, sich ihr entziehen und nach seinen Kleidern greifen würde, würde sie verständnisvoll sein und ihn nicht drängen, diesmal noch zu bleiben.

Sie zog den Bauch ein und schloß den schwarzen Lederdress; die Zierknöpfe, die ihre Brüste konturierten, glitzerten wie Patronen im Spiegel. Sie schlüpfte in ihre hochhackigsten Schuhe, stöckelte, zehn Zentimeter größer, ins Wohnzimmer und sah ihre CD-Sammlung durch. Oper, Klassik – diese tragischen, ätherischen Stimmen und Instrumente würde sie für später aufheben. Der Wein war kaltgestellt, auf dem Küchentisch standen frische Blumen, und sie hatte die Wohnung aufgeräumt und gesaugt, weil sie hoffte, ihr Freund würde sie heute abend besuchen. Wenn sie zurückkam, war alles vorbereitet. Jetzt mußte sie sich allerdings beeilen, sonst kam sie zu spät.

Rockmusik dröhnte durch die Wohnung, während sie sich über das Waschbecken beugte und vor dem Spiegel das Gesicht für ihren Hausbesuch schminkte.

Ein Nymphensittich flatterte ins Eßzimmer und ließ sich auf der Vorhangschiene über dem Fenster nieder, das auf die Gasse hinausging. Der Vogel hatte auf beiden Seiten des Kopfes einen Farbfleck, der aussah wie ein Klecks Rouge oder der Kreis in der japanischen Flagge. Sein lärmendes Geflatter hatte Mary auf ihn aufmerksam gemacht, und sie erhob sich von der Couch, wollte ihn genauer betrachten.

»Schsch«, sagte der Mann hinter ihr, als ihre Absätze auf den Dielen klackten. Sie blieb gehorsam stehen, ging dann übertrieben vorsichtig weiter und blickte nach links auf die verschlossene Tür zum Schlafzimmer. Die Mutter des Mannes, die bettlägerig war, schlief dort.

Der Nymphensittich hockte in der Eßecke und ignorierte Mary, starrte mit einem leuchtenden Auge auf die Wand gegenüber.

»Der ist wunderschön«, sagte sie; seine Gleichgültigkeit ihr gegenüber zog sie an.

»Manchmal wenn ich die Lampe einschalte, kommt er hierher«, sagte er aus dem Wohnzimmer.

Sie hörte ein Klicken hinter sich, und plötzlich war alles hell erleuchtet. Sie wäre gerne in dem rosa Eßzimmer geblieben; Stehlampen warfen Lichtkreise an die Decke, und das Rosa hatte eine beruhigende Wirkung auf sie. Es war leuchtend und mild wie ein Sonnenuntergang. Sie beobachtete den Nymphensittich, der sich unvermittelt in die Küche und die anderen Winkel des Hauses verzog, wo es weniger hell war.

Sie ging ins Wohnzimmer zurück, zu dem wartenden Mann. »Du hast gesagt, vor ein paar Monaten hättest du die Herrin S. getroffen. Wie ist sie so?«

»Sie . . . nun, sie ist gut. Da gibt's nicht viel zu sagen. Sie ist schon Großmutter, wußtet Ihr das?«

»Großmutter?« Mary lachte ungläubig. »Ich wußte, daß sie Kinder hat, aber . . .«

»Natürlich eine ziemlich junge Großmutter. Sie ist erst Mitte vierzig.«

»Ich hab gehört, sie soll sehr gut sein, hervorragend ausgebildet. Sie hat mich gestern abend zu einem ihrer Kunden geschickt, als eine Art Dankeschön für einiges, was er für sie getan hat. Ich bin ihr noch nie begegnet, aber sie scheint interessant zu sein.«

»Reden wir nicht mehr von ihr, sondern von Euch. Ihr seid schön. Danke, daß Ihr gekommen seid, daß Ihr Euch so schön gemacht habt für mich.« Er blickte auf das Glas in ihrer Hand. »Schmeckt Euch der Wein?«

Mary trank das Glas in einem Zug aus. Sie holte tief Luft, und als sie wieder sprach, war ihre Stimme barsch. »Bring mir mehr davon. Und bring es mir auf den Knien.«

»Ja, selbstverständlich. Ich tue alles für Euch.« Der Mann nahm ihr behutsam das Glas aus der Hand. Sie streckte sich mit einem leichten Lächeln um die Lippen auf der Couch aus, zog an den Riemen, die das Dornenband enger um ihren Hals legten. Sie dachte einen Moment daran, daß ihr Freund sie vielleicht nicht erkennen würde, wenn er sie so sähe. Sie atmete wieder tief durch und preßte ihre Fingerspitzen an die Dornen; den Schmerz spürte sie nicht. Das Halsband betonte ihr weiß geschminktes Gesicht. Als der Mann wiederkam, in der Tür zum Wohnzimmer auf die Knie fiel und auf sie zurutschte, das Weinglas vor sich haltend wie einen Kelch, waren ihre Finger blutbefleckt.

Sie konnte ihm nicht danken. Er beugte sich hinunter und küßte ihre schwarzen Stilettos. Sie streckte die Hand aus und strich ihm über die Haare, zog sie aber sofort wieder zurück, als sie spürte, wie fettig sie waren.

»Leck mir die Schuhe«, sagte sie. »Sag mir, wie gut sie schmecken.«

Er stöhnte. »O ja, sie schmecken wundervoll.« Er sah zu ihr auf; seine Augen waren grau und vernebelt, und der Grund war unruhig und aufgewühlt. Einen Moment lang fixierte er sie, dann senkte er demütig den Blick und begann ihre Schuhsohlen abzulecken, an ihrem Absatz zu saugen. »Oh, danke, daß ich Eure Schuhe säubern darf. Ich darf noch mehr tun, ja? Ihr werdet mich behandeln wie . . . wie Abschaum, ja? Werdet Ihr mich anspucken und mich behandeln wie Dreck?«

Sie verstand das als Aufforderung und sammelte Spucke im Mund. Er starrte sie mit seinen aufgewühlten Augen an. Sie beugte sich vor und spuckte so heftig sie konnte, doch der Speichel landete irgendwo an seinem Hals. Sie versuchte es erneut, bis ihm die Spucke über die Lider auf die Wangen lief, bis er sie aus den Mundwinkeln leckte.

»Oh, ich danke Euch«, murmelte er.

»Du bist Dreck«, sagte sie. »Abschaum. Auswurf!«

»Schsch«, erinnerte er sie und nickte in Richtung Schlafzimmer. Sie sprach leiser: »Abschaum. Ich muß dich prügeln.«

Der Mann kam wieder auf die Knie und zog seine Hose herunter. Sie war am Hintern ausgebeult und im Schritt fleckig. »Soll ich auch meine Unterhose ausziehen?«

»Nein«, sagte sie hastig und hielt die Luft an, als sein Geruch sich ausbreitete. Der Mann legte sich über ihren Schoß, und sie zog mit spitzen Fingern die Boxershorts nach hinten.

»Danke mir, daß ich dir weh tue«, sagte sie, als ihre Hand ihn traf.

»Danke.«

»Sag: ›Danke, Herrin, daß Ihr mir weh tut‹.«

»Oh, ich danke Euch, Herrin. Danke, daß Ihr mir weh tut.«

»Wie fühlt sich das an?« Ihre Hand brannte.

»Wunderbar. Es fühlt sich wunderbar an, Herrin.«

Sie löste das Dornenhalsband. Sie nahm es an den Lederriemen, schlug damit auf seinen Hintern, sah genau hin. Er gab kein Geräusch von sich, als das Blut hervorschoß. Innerhalb von Sekunden war er von roten Punkten übersät; im Halbdunkel des Wohnzimmers strich sie über seinen Hintern, und verrieb das Blut, dann befestigte sie das Band wieder an ihrem Hals.

Er stand auf, schloß seine Hose, und wieder drang der Geruch zu ihr. Sein Gesicht war ausdruckslos, doch seine Pupillen taumelten, düster und haltlos.

»Wie fühlst du dich?«

»Ich fühle mich prächtig, Herrin. Ich danke Euch.« Er fiel auf die Knie und preßte seine Lippen auf ihre Füße, ihre Waden, ihre Knie. Er wagte es sogar, sich ihrer Wange zu nähern, doch sie schlug ihm ins Gesicht.

»Mhm, Herrin, Ihr habt ein wunderschönes Gesicht. Ich möchte Euren Körper anbeten, ich möchte an Euren Körper gefesselt werden.« Seine Hände betasteten ihre Waden, ihre Arme. »Ihr habt einen so starken und schönen Körper.« Sein Handrücken streifte über ihren Nacken.

»Dafür wirst du bestraft werden. Kriech in die Küche und bring mir etwas, was ich in dich bohren kann. Und denk dran, du bist mein Sklave.« Sie streckte die Hand aus und strich zart mit einem Finger über seine Wange. Er sah sie an. Sie holte aus und schlug ihm wieder ins Gesicht.

»Ja, ich bin Euer Sklave.« Er rutschte auf den Knien zur Küche, und sie stand auf, strich ihren Rock glatt. Sie sah sich im Spiegel über dem Kaminsims; ihr Gesicht war gerötet, ihre Lippen über den Dornen an ihrem Hals blutrot.

Die Karotte brach nach einigen Stößen ab, doch der Griff des Holzlöffels verschwand in ihm. Sie spürte, wie er sich daran klammerte, wie das Holz in ihm schürfte. Auch seine Augen schienen sich an sie zu klammern. Nach einer Weile war er offen und tief, und sie konnte auch noch den größten

Teil der Kelle in ihn schieben. Sie bewegte den Löffel rhythmisch, und er stöhnte wie eine Frau.

Als er kam, erschauerte er, und seine fetten Schenkel zitterten. Instinktiv rückte sie von ihm ab, befürchtete, daß er sich vergessen und sich voller Leidenschaft oder Dankbarkeit an sie klammern könnte. Doch nach einem Moment der Stille, in dem er verwirrt an sich hinunterblickte, stand er auf und tappte ins Badezimmer.

Später saßen sie nebeneinander auf der Couch, und er sagte, er liebe sie. Von ihm bedeutete ihr das nichts, obwohl ein kurzer Schmerz sie durchzuckte – ihr Freund hatte ihr noch nie gesagt, daß er sie liebe. »Ich werde alles für Euch tun, das wißt Ihr. Alles.«

»Ich will deine einzige Domina sein, ich will, daß du keine anderen Frauen triffst. Verstehst du das? Wenn du bereit bist, alles für mich zu tun, dann tu das. Du wirst mit mir einkaufen gehen und mir Ledersachen und Dessous kaufen, und du wirst dich mit keiner anderen treffen.«

»Ich werde keine andere treffen, Herrin. Ich bin so glücklich, daß ich Euch gefunden habe.«

»Wir wollen tanzen«, sagte sie. Die Songs im Radio waren gut, und sie betrachtete ihr Spiegelbild im Fenster. Sie roch ihn nicht mehr. Sie erlaubte ihm, sie mit seinen dicken Armen festzuhalten, und reizte ihn mit ihrem Körper. Sein Gesicht war eine Maske der Lust und Sehnsucht. Sie sah immer wieder zu der Schlafzimmertür hinüber, hinter der die fünfundsiebzigjährige, bettlägerige Frau verborgen war. Sie fragte sich, ob die Mutter hörte, welche Strafen ihrem Sohn auferlegt wurden, und ob die Geräusche nachts in ihre Träume drangen.

»Oh, Herrin«, sagte er, und sie ließ es zu, daß er sein Gesicht an ihrem Hals barg, während sie sich zwischen dem Spiegel und der verschlossenen Tür im Kreise drehten. Sie mußte auf die Uhr neben der Couch zeigen und ihn darauf aufmerksam machen, daß mehr Geld fällig war, wenn sie noch länger bleiben sollte; erst dann ließ er sie los.

Das Taxi kam, und Mary mußte die Schuhe ausziehen, weil die Treppe vereist war. Als sie sich umdrehte und ihm zuwinkte, blies er ihr einen schlabbrigen Kuß zu. Er schloß die Tür erst, als das Taxi um die Ecke verschwunden war. Dann wirbelte er durchs Wohnzimmer, alleine, zum Schweigen der alten Frau hinter der verschlossenen Tür. Der Nymphensittich hockte auf der Vorhangstange und starrte immer noch auf die rosa Wand gegenüber. Seine Federhaube sträubte sich, als wolle er auf seine Würde verweisen.

Zu Hause angekommen, lief sie eilig ins Badezimmer, schminkte sich ab und zog einen weißen Spitzenbody mit einem rosa Schleifchen zwischen den Brüsten an. Eine Stunde verstrich, und ihr Freund war noch immer nicht erschienen, um ihre Lippen mit den seinen zu berühren. Sie versuchte ihn anzurufen, erreichte aber nur seinen Anrufbeantworter. Nach dem zwanzigsten oder dreißigsten Versuch ging jemand ran, meldete sich aber nicht. Sie horchte auf das Schweigen und legte auf. Einen Augenblick später klingelte das Telefon. Die Frau ihres Freundes war dran.

»Verschwinde«, sagte sie. Dann hängte sie ein.

Mary stand da, hörte dem Freizeichen zu, wand gedankenverloren das Telefonkabel um ihr Handgelenk wie ein Armband. Nach einer Weile löste sie es und legte sich aufs Bett, preßte den Hörer an sich, schob ihn über ihren spitzenbedeckten Körper. Dann spreizten sich ihre Beine, und sie weinte.

Rosen

Der Psychiater trat einen Monat nach meinem achtzehnten Geburtstag in mein Leben. Er trug eine Seidenkrawatte, und seine dunklen Augen versanken in Falten und Runzeln. Er brachte einen gepflegten Akzent, einen hoffnungslosen Humor und Bücher zu meiner Erbauung mit. *Lolita. Die Geschichte der O.* Seine Lippen waren dünn, aber wenn ich sie zwischen meine nahm, plusterten sie sich auf und füllten meinen Mund mit süßen, fremden Aromen.

Zunächst verehrte er mich, weil er mich nicht berühren durfte. Dann verehrte er mich, weil er mich nur berühren durfte, wenn er dafür bezahlte. Ich begriff, daß der marmorne Sockel unter mir zerfallen würde, wären da nicht die Farben des Herbstlaubs, das Braun der Hunderter und das flammende Rot der Fünfziger.

Die ersten zwei Wochen verliefen zärtlich. Er sagte, er verehre meinen kindlichen Leib, mein ungeschminktes Gesicht, meine langen glatten Haare. Er versprach, für mich zu sorgen, mich bedingungslos zu lieben. Er wolle mein Vater, Freund und Liebhaber sein – und wenn einer der drei nicht anwesend wäre, wären die anderen zwei stark genug, um seinen Platz einzunehmen.

Er brachte den reinen, nassen Geruch von Regen zu meiner Tür, und er verfügte über das notwendige Zubehör – Pillen, so winzig wie Samenkörner, goldene Löffel. Mein Körper ergab sich dem Schürfen seiner Hände.

Er gebe mir Drogen, sagte er, weil er mich liebe. Er brachte die Tabletten aus seiner Praxis mit; sie rasselten in kleinen Plastikflaschen, vollgestopft bis unter den Wattepfropfen. Ich legte sie mir unter die Zunge, schmeckte ihre künstliche Süße, lernte, daß nur die starken süß waren; die anderen schmeckten bitter oder kalkig. Er liebte mich jenseits jeglicher Moral.

Die Pflanzen, die er bei jedem Besuch mitbrachte – Gipskraut, Dieffenbachia, Dickblatt – gingen ein, sobald er sie über die Schwelle trug. Nach vierundzwanzig Stunden rollten sich die Blätter zu dunklen Klumpen ein und hingen zu Boden. Sie wollten sich nicht mehr öffnen, obwohl ich sie goß, sie ins Licht stellte, sie hegte. Es war, als wären sie durch die Berührung mit ihm oder meiner Umgebung vergiftet. Während ich ihnen beim Verwelken zusah, fiel mir ein, wie er mir von der schlimmsten Nervenklinik Kanadas erzählt hatte; er hatte dort zwei Jahre gearbeitet, nachdem er in unser Land gekommen war. Ich bin einmal nachts um das Gebäude herumgeschlichen, bin die Grashügel zwischen den immergrünen Sträuchern hochgekrochen, so weit ich mich getraut habe. Es war ein solides beiges Gebäude, das von außen gar nicht so schlimm aussah. Doch vor meinem geistigen Auge sah ich etwas anderes. Ich sah erstarrte schwarz-weiße Filmbilder; ein Gesicht hinter einem vergitterten Fenster. Das Gesicht einer Frau mit zerwühltem Haar, sie trug ein Nachthemd. Ich hielt mir die Ohren zu, um ihre Schreie nicht zu hören. Als er mir von diesem Ort erzählte, sah ich ihn in diesem Film, die Frau klammerte sich an ihn, in grauen Korridoren, wo Blech auf Metall traf. Als Kind lag ich wach in jenen Nächten, in denen mein Vater mein Bett aufsuchte, und stellte mir Szenen vor, in denen man ihn quälte, ihm Schmerzen zufügte, ihn aller Macht beraubte. Das war das gleiche. Ich roch die

Blutflecken, die die Wärter noch nicht aufgewischt hatten. Ich roch die menschlichen Ausdünstungen und sah die Hände, die nach ihm griffen, als er an den Zellen, an den Zimmern vorbeikam. Die Hände griffen körperlos in die Luft, weiß und flehend und böse zugleich.

Er erzählte mir, wie er in seiner ersten Ehe das Baby mitnehmen mußte auf seine Visite, weil seine Frau einkaufen ging. »Ich wußte nicht, wo ich es hintun sollte«, sagte er. »Also habe ich es in den Papierkorb gelegt.« Als er zurückkam, hatte der Kleine den Papierkorb umgekippt, war herausgekrochen und starrte heulend seinen Vater an. »Ich hatte keine andere Wahl«, sagte er, griff in die Tasche seines Trenchcoats und gab mir ein Fläschchen Pillen. »Ich liebe dich«, sagte er, »deshalb tue ich das.«

Ich glaubte, daß nur jemand mit einer grenzenlosen Liebe fähig war, sein Kind, einen ängstlich schreienden Säugling, in einen Abfalleimer zu legen. Nur ein solcher Mensch würde das Baby in zerknülltem Papier zappeln lassen, um sich um seine Patienten zu kümmern. Ich hatte keine Vorstellung vom Ausmaß der Liebe, das sich hinter seinen Augen verbarg, diesen Augen, die glasklar wurden, wenn er zum Höhepunkt kam.

Gestern kaufte er in einem japanischen Laden eine Maske. Sie hat zerzaustes Menschenhaar, das er mit einem Shampoo gegen Schuppen gewaschen und dann gebürstet hat, behutsam, damit es nicht ausgeht. Sie hat keine Pupillen; die Hornhaut ist aus kleinen Knochenstücken. Er nahm sie mit nach Hause und starrte sie eine halbe Stunde an, versteinert vor Angst, während es draußen gewitterte. Sie starrte zurück. Sie sollte ihm den Zorn austreiben, sagte er.

Nach zwei Wochen ereilte seine Zärtlichkeit das gleiche Schicksal wie die Pflanzen – sie welkte, trocknete, verschloß sich. Er berührte mich nicht mehr, sondern wurde so unersättlich wie verdorrte Erde. Ich fing an, beim Küssen die Augen offenzulassen und sie den Rest der Zeit fest zuzudrücken; immer wenn er meine Hand oder meinen Kopf zwischen seine Beine zog.

Er brachte mir weiterhin Zeitschriften und Bücher, doch alles war überschattet von dem Teil seines Körpers, den ich anfassen sollte. Manchmal konnte ich nicht. Ich fand es ausreichend, mir seine Geschichten anzuhören. Ich stellte mir vor, seine Psychoanalytikerin zu sein, und er dürfte mein Gesicht nicht sehen, so hätte ich Macht über ihn. Er müßte sich auf meine Couch legen, ich würde ihm in die Augen leuchten und selbst im Schatten bleiben, wo er mich nicht sehen könnte.

Sein jüngstes Geschenk, ein Bogenhanf, sieht aus wie ein Strauß grüner Dolche oder Speere. Die Erde ist so trocken, daß ich sie unentwegt gießen muß, doch das Wasser läuft durch, ohne Wirkung zu zeigen. Es läuft über den Tisch und über meine Hände.

An diesem Abend hatte ich das Gefühl, ihn nicht anfassen zu können. Ich habe ihn statt dessen darum gebeten, mich zu schlagen, und ich habe erwartet, daß sein schlanker weißer Körper davor zurückschrecken würde. Statt dessen rieb er sich erregt an meinem Schenkel. Ich sagte ihm, daß Schmerz mich nicht scharf macht, doch es war zu spät. Ich hüllte meinen nackten Körper in Decken und versuchte mich in mich selbst zurückzuziehen, wie die Blumen sich in ihren Blütenblättern bergen, wenn die Nacht hereinbricht.

Zuerst hat er mich übers Knie gelegt. Ich habe gehorsam mit dem Hintern gewackelt und ihn hochgestreckt, wie mein Vater es gerne hatte. Dann verlagerte er sich nach oben, und es hagelte Schläge auf meinen Rücken. Einer davon tat so weh, daß mir alles vor den Augen verschwamm; der Schmerz jagte durch meinen Körper wie eine

Rakete. Wie wenn man den Sonnenuntergang betrachtet und ob seiner betäubenden Schönheit einen Schmerz in der Brust spürt, einen Schmerz, der einen um Atem ringen läßt.

Wie laut die Schläge klangen in meiner kleinen Wohnung – wie Donnergrollen. Ich fragte mich, ob mein Gesicht in diesem Moment aussah wie die japanische Maske.

Der Schmerz reinigte meinen Geist wie ein heftiger, frischer Regen die Straßen der Stadt. Er wusch den Schmutz in mir fort. Ich sah die Gullis, wie sie Bonbonpapiere, Zeitungen, Kippen verschluckten, die ihnen von der mächtigen Flut zugetragen wurden. Ich sah zum ersten Mal jeden Kratzer und jede Schramme an der Wand neben meinem Bett.

Aber dann wollte er mehr, und ich widersetzte mich und wunderte mich insgeheim, daß er nicht kräftiger war. Ich nahm das Gewirr aus weißen Schenkeln und Armen, die Krümmung einer Schulter, den Abhang eines Rückens wie durch den Sucher einer Kamera wahr. Ich kratzte seine Haut auf. Ich hatte nicht wirklich Angst, denn ich war das Mädchen hinter der Kamera, das sich ein Objekt ranzoomte für eine Großaufnahme, eine gute Einstellung, einen interessanten Winkel.

Marmorne Glieder auf dem zerwühlten Bett. Sein Gesicht verzerrt vor Anspannung. Er atmete schwer, doch ich, ich atmete überhaupt nicht. Ich wußte, wenn ich sein Haar berührte, wäre meine Hand feucht, aber nicht vom angenehmen Schweiß sexueller Anstrengung, sondern von etwas anderem. Etwas, das nach Klinik roch, einer Klinik, in der es keine Desinfektionsmittel gab, um die Gerüche zu mildern.

Und als er mein Gesicht an seinen Schenkel drückte, war es seltsam tröstlich, obwohl der Schenkel zu diesem Körper gehörte, der ausholte, um mich zu schlagen. Ich atmete den sanften, seifigen Geruch seiner Haut, während seine Hand meinen Rücken traf – dieselbe Hand, die weinende Patienten tröstete, ihren therapeutischen Fortschritt in Akten vermerkte, die Hand, die schüchtern gezittert hatte, als sie mich zum ersten Mal berührt hatte. Das Geräusch der Schläge vervielfachte sich in dem von Kerzen erleuchteten Zimmer. Nichts hatte je so laut, so bestimmt geklungen. Ich war noch nie so weit entfernt von mir gewesen, nicht einmal unter dem Einfluß seiner Pillen.

Ich bin weit weg, und ein Schenkel an meiner Wange ist sandig wie der Strand. Die Geräusche schmelzen wie Gold, wie träge Sonntagnachmittage. Ich denke an Katzen und das Piano in der Eingangshalle im Haus meines Vaters. Ich denke an den Regen, wie er durch die Dachrinnen gluckert, draußen vor dem Badezimmer meines Vaters, nachts, wenn alles beginnt. Ich denke an die seltsam eleganten, schwarzen Noten auf den Notenblättern. Das Licht quillt üppig durch die Fenster, und ich bin ein kleines Mädchen in einem Rüschenkleid mit einer rosa Schleife im Haar.

Ich setze mich auf den Klavierhocker und spiele, und meine Fingerspitzen berühren sanft die langen elfenbeinfarbenen, die kurzen ebenholzfarbenen Tasten. Ich blicke auf meine Füße und sehe, daß sie in rosa Ballerina-Schühchen gepreßt sind, sehe, wie sie die Pedale drücken. Immer Papas braves Mädchen, das alles tut, was er ihm befiehlt.

Als es vorbei war, streichelte er die Angst, die meine Hände in kaltem Schweiß gebadet hatte. Er sagte, als wir gekämpft hatten, wären Haß und eine tödliche Kälte in meinen Augen gestanden. Er sagte, er habe sich seiner Ergebenheit zu mir entledigt, während er mich schlug, habe mir das Mysteriöse genommen. Habe mich menschlich geschlagen. Er sagt, meine Angst habe ihn erregt.

Ihn dürstete nach dem Schweiß, der sich in meinen Händen bildete, und er wäre zu allem bereit, um mehr von jener Feuchtigkeit zu ergattern, damit er sie auflecken und seinen Durst löschen könne.

Ich begriff, daß aus seiner Liebe Haß wurde, als ich beim ersten Schlag nicht blutete. Ich sah ein, daß ich hätte zerbrechen müssen, um als kostbar und schutzbedürftig zu gelten, wie eine dünne Muschel hätte ich platzen müssen und den schweren süßen Saft der Rosen absondern.

Bevor er ging, preßte er seine Lippen auf meine. Seine Augen waren offen, als er sagte, wenn ich jemandem davon erzählen würde, bliebe ihm keine andere Wahl, als mich zu töten.

Jetzt, wo er weg ist, blicke ich auf die Stelle zwischen meinen Brüsten und sehe eine andere Blüte, die sich entfaltet: ein Ausschlag, himbeerfarbene Flecken, Samenkörnern gleich. Ich frage mich, ob sich so die Angst äußert, wenn wir unseren Körper im Schmerz verlassen.

Als der Psychiater zum ersten Mal zu mir kam, versprach er mir einen Rosengarten, am nächsten Tag würde ich die ersten Spuren davon im Spiegel finden, auf meinem Körper. Ich will nach seinen Bouquets sehen, bis er wiederkommt, mit seinen

Augen, in denen Angst und Lust dampfen. Dann werde ich den fließenden Tönen lauschen, die so hübsch durch den sonnenbeschienenen Vorraum perlen, und ich werde lächeln, denn irgendwo in der Ferne höre ich meinen Vater, der applaudiert.

Vergnügen

Die Augenbinde schmiegte sich an ihre Wangenknochen. Das Fenster war offen, die Nachtluft wehte über ihren Körper. Sie leckte sich über die Lippen, schmeckte Scotch und ihren Lippenstift mit Himbeeraroma. Sie wußte nicht, ob es regnete oder nicht; doch manchmal hört sich auch nur der Verkehr auf der Straße wie Regen an. Sie war nicht sicher. Sie war etwas verwirrt, fror ohne ihre Kleider, und es juckte sie an der Stelle, wo die Haare ihre Schultern streiften. Sie bewegte ihre Gesichtmuskeln, versuchte die Augenbinde zu lockern, einen Lichtstrahl zu ergattern.

Doch alles blieb dunkel.

Ein Windhauch strich über ihre Brüste, ihren Bauch. Sie erschauerte, als seine Finger sich um ihr Handgelenk schlossen, sachte die Adern an ihrem Unterarm nachzeichneten. Sie atmete heftiger, als er ihren Arm nahm und mit dem Daumen über die Arterie glitt, als teste er eine Klinge. Einen Moment wollte sie flüchten, solange es noch ging, doch sie zwang sich dazu, stillzuliegen und sich nicht zu wehren gegen seine Liebkosungen. Sie hatte die Entscheidung an diesem Abend getroffen, indem sie zu ihm kam; sie wußte, was geschehen würde. Es war nicht wie beim ersten Mal, als sie nichts ahnte und am nächsten Morgen erwachte, die Decke zurückschlug und sah, was er ihrem Körper angetan hatte – der Mann, der am Abend zuvor so zärtlich ihre Hand berührt hatte, in der Hotelbar hoch oben über der Stadt. »Sie sehen so traurig aus«, hatte er gesagt. »Möchten Sie darüber sprechen?« Sie hätte ihm einen Korb gegeben, wenn er nicht gesagt hätte, daß er früher als psychologischer Berater gearbeitet hatte; obwohl sie mit ihrer Therapie vor Jahren schon aufgehört hatte, nach der Scheidung, vertraute sie Leuten aus den helfenden Berufen automatisch, hielt sie für weise und wohlmeinend. Auf den Tischen flackerten grüne Kerzen, und er hörte aufmerksam zu, während sie trank und redete und sogar weinte wegen der Belastung im Beruf und ihrer aussichtslosen Affäre mit einem verheirateten Mann. »Was ist denn das?« sagte er und lächelte sie an, als sie schniefte und sich die Tränen weg-wischte, »ist das ein Lächeln? Ja, ich glaube wahrhaftig – tatsächlich, fast ein Lächeln, ein bißchen stärker noch, wunderbar!« Und als sie zusammen aufbrachen, hatte sie strahlend gelächelt, durch die Tränen hindurch.

Den nächsten Tag verbrachte sie in einen Pullover gehüllt vor dem Kamin in ihrem Wohnzimmer, zutiefst verstört. Und dennoch hatte sie das erregte Pulsieren gespürt, wenn sie an die Flammen dachte, die sich in den grünen Augen des Fremden brachen, der ihr am Tisch gegenüber saß, an seinen seltsam üppigen, sinnlichen Mund. Wenn sie sich an den Moment erinnerte, in dem sie begriffen hatte, daß sie sich nicht mehr rühren konnte in seinen Fesseln, und verblüfft erkannte, wie geborgen sie sich fühlte in der absoluten Dunkelheit der Auslieferung.

Jetzt zog er ihren linken Arm über ihren Kopf, schloß ein Lederband um ihr Handgelenk. Sie griff nach dem Bettpfosten, fühlte, wie er das Leder um ihr anderes Handgelenk legte. Stille trat ein. Wo war er? Schaute er sie an? Stand er an der Wand gegenüber im Licht der Lampe und betrachtete sie? Sie versuchte die Handgelenke zu drehen, doch die Fesseln ließen es nicht zu.

Hände packten ihre Knöchel, zogen sie nach unten. Die ledernen Fesseln klatschten auf Knochen, ihre Beine wurden weit gespreizt. Jemand atmete ruhig. Sie versuchte, ihre Glieder zu bewegen, doch es war unmöglich. Wenn sie den Kopf nach rechts drehte, ihre Schulter hob, spürte sie die Spannung in ihrem Körper bis hinunter zu ihrem linken Knöchel, der an den Bettrahmen gebunden war. Sie war wie ein Stern auf dem Bett drapiert, und sie fühlte die Decke unter sich und den Wind, der über ihren Körper streifte.

Selbst als die Angst stärker wurde, empfand sie eine seltsame Erleichterung darüber, daß er nun über alles bestimmte, was mit ihr geschehen würde. Sie konnte die Verantwortung für alles Kommende von sich weisen.

Sie hob die Hüften, preßte die Finger zusammen und versuchte sie durch die Handschellen zu zwängen. Sie wußte, daß er es mochte, wenn sie sich wehrte. Er beugte sich über sie, atmete in ihr Haar; sie spürte, wie sein Atem erregter wurde, wärmer als der Wind, der durchs Fenster kam. Er berührte sacht ihr Kinn, dann schob er ihr einen Knebel in den Mund wie eine Faust. Sie würgte, geriet in Panik, zwang sich, die Muskeln im Gesicht lockerzulassen. Über ihr Kinn und ihre Stirn zogen sich Lederriemen; er hob ihren Kopf und begann die Riemen an ihrem Haaransatz festzuzurren. Ihr Kiefer schmerzte, so fest saß der Knebel zwischen ihren Zähnen.

Jemand weinte, ein salziger Geschmack in ihrem Mund, und die Augenbinde war heiß und feucht. Etwas hob sich von ihrer Brust und ihren Schultern wie eine schmerzende Last, etwas wurde wegmassiert, und ein Teil ihres Bewußtseins wurde dunkel und schläfrig, in den Fesseln gewiegt wie ein Säugling. Eine Kette wurde über ihren Bauch gezerrt, dann bissen die Klemmen in ihre Nippel. Er zog an der Kette, sie neigte sich in einem silbrigen Bogen über ihren Körper, und ihre Nippel erhoben sich, seinen unsichtbaren Händen entgegen. Noch immer weinte jemand. Sei still, sei still, wollte sie sagen, doch die Schluchzer wollten nicht verstummen, wie an jenem ersten Abend in der Bar, als sie vor diesem Fremden geweint und unendliche Erleichterung empfunden hatte. Dann hörte sie das kurze, plötzliche Zischen in der Luft. Es schien von der Decke herabzustürzen, und es zersprang auf ihrem Körper.

Später saß er in seinem Sessel am Erkerfenster, schlug die Beine übereinander, zupfte den Gürtel seines Bademantels zurecht. Die Straßenlaternen warfen dünne Schatten, die sich lang und blau über den Boden zogen.

Er beobachtete sie – sie beugte sich übers Bett, fuhr sich durchs Haar und berührte dann die Stricke und Ketten auf den zerwühlten Laken. Ihr marineblauer Blazer hing schief über ihren Schultern, und ihr Gesicht war voll nasser Farbe; der Mund verschmiert, die pastellfarbenen Lider, schwarze Linien von Wimperntusche auf den Wangen. Er nahm an, ihr wäre nicht einmal bewußt, daß sie weinte.

Die Luft, die durchs offene Fenster wehte, strich kühl über seine bloßen Beine. Er schnippte den Gürtel des Bademantels von seinem Oberschenkel und griff nach seinen Zigaretten. Sah wie sie sich vorbeugte, um ihr Kleid aufzuheben, ein Designermodell aus einer teuren Boutique; seine Augen tasteten über ihre Wirbel, ihren schmalen Rücken. Frauen wie sie erstaunten ihn immer wieder. Oft vertrauten sie ihm so blindlings wie die minderjährigen Mädchen, die er in Bars im East End auflas, Bars mit Pooltischen und torkelnden Männern in fleckigen Jeans. Diese Mädchen schnappten sich hinterher ihre Handtaschen, flohen aus seiner Wohnung und dankten dem Herrgott, daß sie noch am Leben waren. Die Karrierefrauen mit den Eigentumswohnungen kamen wieder.

Jetzt zitterten ihre Hände, ihre Brüste hüpften in der Jacke wie gequetschte Früchte. Er beäugte genüßlich ihre Male: die Striemen, das Blut, das in einer Zickzacklinie auf ihrem Schenkel trocknete, die mißhandelten Nippel, verunstaltet von den Klemmen, die er ihr während des ganzen Akts nicht abgenommen hatte. Ihr Atem kam stoßweise, als habe sie vergessen, wie man Luft holt. Er betrachtete ihren Körper, dann drehte er sein Gesicht zum Fenster.

Es hatte zu regnen begonnen, zuerst schwach, dann kräftig. So heftig fiel der Regen, daß er weiß aussah im Dunkeln und wie Geschosse auf das Gras und den Asphalt prasselte. Er sah, wie sie hinter seinem eigenen Spiegelbild in der Scheibe versuchte, den Schluckauf zu unterdrücken, wie sie sich das Haar aus dem Gesicht strich und sich mühte, es mit einer Spange im Nacken zu befestigen. Das Fenster gab das strahlende Licht des Kronleuchters über dem Bett wieder, das rosa Knäuel an der Decke, den düsteren Rahmen des alten Betts. Die Stricke lagen überall verstreut, die Reitgerte lehnte an der Wand, steif und schlank.

Er dachte lustvoll an das Beben ihrer ledernen Spitze.

Der Regen strömte herab. Er wartete, und dann erhellte ein Blitz den Himmel, färbte alles silbern – die geparkten Autos an der Straße, die Bäume, die anderen Häuser. Sein Gesicht schwebte im Fenster; die glatten Wangen waren jungenhaft erhitzt vom Überschwang, die Lippen voll und üppig und unberührt von Grausamkeit.

Er rieb sich gedankenverloren die Handfläche. Sie war gerötet vom Griff der Peitschen. Er blickte wieder zu ihrem Spiegelbild; sie rang um Atem, versuchte ein Schluchzen zu unterdrücken. Sie warteten beide auf den Donnerschlag, doch er war so weit weg, daß es ein Husten aus der Wohnung nebenan hätte sein können.

Er seufzte, drückte seine Zigarette aus und erhob sich. Er würde sie gehen lassen an diesem Abend, und an einem anderen würde sie wiederkommen. Er wußte Bescheid. Noch im Fenster sah er, wie sie auf ihn zuging, sich den Rock über den aufgeplatzten Schenkeln zurechtzog, als hätte er ihr nichts getan.

Ehe

Das Licht verfängt sich in seinem goldenen Ehering, zwischen den beiden Mauern aus Fleisch, unseren Körpern im Bett. Es ist ein breiter, durchbrochener Ring, und er sitzt locker. Als seine Hand sich zwischen uns emporbewegt, um mich zu streicheln, kommt sie mir wie etwas Unabhängiges vor – wie die Hand eines Fremden in einem überfüllten Bus oder einer menschenleeren Gasse, und der Ring fühlt sich hart an wie eine Waffe. Ich spüre, wie seine Kälte sich in meine Haut brennt. Und doch zieht er mich magisch an, dieses Symbol seiner Bindung an eine andere, als wäre es ein Körperteil von ihm, der Lust empfindet, wenn ich ihn berühre: ihn reibe und drehe, ihn zum Fingerknöchel hochziehe und wieder herunterschiebe.

Am Morgen gehen wir im Queen Elizabeth Park spazieren. Dort findet eine Hochzeit statt. Fotografen auf einem Knie im Gras, Mädchen mit Blumenkränzen im Haar, eine Braut in Schichten von dunstigem Weiß. Wir stehen auf einer Brücke über einem Bach in der Nähe, dann über einem Wasserfall, und sehen zu. Von hoch oben sehen die Hochzeitsgäste wie Spielfiguren aus, die riesigen grünen Rasenflächen, die prachtvollen Blumenbeete lassen sie kleiner wirken. Ich schaue zur Seite und sehe, wie er gelassen das Geschehen betrachtet. Seine Hände liegen locker auf dem Geländer.

In diesem Moment möchte ich hinter ihn treten, ihm die Hände zwischen die Schultern stoßen und ihn nach unten stoßen; und wenn auch nur, um ein Gefühl auf seinem Gesicht hervorzurufen, Angst oder Schmerz oder irgend etwas, was meinen Empfindungen ähnelt.

Die Leute, an denen wir im Park vorübergehen, sehen einen Mann in mittleren Jahren im Anzug, der den Arm um ein neunzehnjähriges Mädchen gelegt hat. Ihr Blick bleibt unweigerlich an uns hängen, sie schauen ein zweites Mal her. Zu Anfang erwidere ich die Blicke mutig, begegne ihnen im gnadenlosen Sonnenlicht, doch nach einer Weile weiche ich ihnen aus. Ich schaue zu Boden, und meine spitzen weißen Stöckelschuhe passen ihren

Schritt seinen frischpolierten schwarzen Lederschuhen an. Ich weiß nicht, was die Leute denken; ich weiß, daß sie mich nicht für seine Tochter halten. Ihre Blicke geben mir das Gefühl, unsauber zu sein, als wäre etwas Verbotenes an mir. Ich frage mich plötzlich, ob mein Rock zu kurz, mein Lippenstift zu rot, mein Haar zu stark toupiert ist. Ich versuche den Eindruck zu erwecken, daß meine seltsame Verbindung mit diesem Mann etwas Normales sei.

Ihn kümmern die Blicke nicht; falls er sie überhaupt bemerkt, schmeicheln sie ihm wahrscheinlich – als ob die Leute gucken würden, weil er ein besonders hübsches Mädchen im Arm hat. Er merkt nicht, daß selten Anerkennung oder Neid in den Blicken liegt, sondern daß ihnen hauptsächlich etwas Mitleidiges anhaftet.

Später sagt er mir, daß es ihn stolz macht, sich mit mir sehen zu lassen.

Manchmal hat er seinen Piepser dabei, wenn er zu mir kommt. Er hat sich eben unter der Decke, die wie ein Zelt über ihm liegt, zum Fußende des Bettes vorgearbeitet und setzt jetzt in der dämmrigen Dunkelheit dazu an, meinen Körper mit der Zunge zu attackieren. Und jetzt ist aus der Tiefe des grauen Haufens aus dem Boden, seinen Kleidern, der klagende Ruf des Piepsers zu vernehmen, was den gesichtslosen Klumpen unter der Decke veranlaßt, hochzufahren und sich den Kopf am weichen Widerstand der Federn zu stoßen. Ich widerstehe dem Drang, die Rundung unter der Decke zu streicheln wie einen Teddy oder meine hochgezogenen Knie.

Nackt wühlt er in den Textilien am Boden, zieht den Piepser hervor und setzt sich auf die Bettkante. Ich streiche mir das Haar hinter die Ohren und betrachte seinen Rücken, während er einige Nummern eintippt, um seinen Auftragsdienst, das Krankenhaus, andere Ärzte zu erreichen.

»Guten Tag«, sagt er. »Spreche ich mit Dr. Martin? Ja . . . ja . . . wie geht es ihr? Gut, ein Milligramm Lorazepam vor dem Schlafengehen . . .«, und währenddessen ragt sein Glied halbsteif zwischen seinen Schenkeln empor; er tastet mit einer Hand hinter sich herum, sucht meine Brust und beginnt sie zu drücken, und danach den Nippel. Obwohl er sich den Hörer zwischen Ohr und Schulter geklemmt hat, so daß die Hand, die suchend herumhuscht, nicht die Hand mit dem Ring ist, habe ich immer noch das Gefühl, daß sie zu jemand anderem gehört, als sie sich auf dem leeren Tuch hinter seinem Rücken herumtastet und die Luft und das Kissen betatscht, um dann auf Haut zu stoßen. Ich muß an die Karte in meiner Schreibtischschublade denken: Zum Valentinstag, vor vier Monaten, hat er mir eine Karte geschenkt, auf der in schnörkliger Schrift »ich liebe dich« steht. Und dabei sagte er umgehend: »Ich hoffe, du wirst nicht bösartig und schickst sie meiner Frau. Sie würde meine Handschrift erkennen.«

Ich wäre nie auf diese Idee gekommen, wenn er das nicht gesagt hätte. Seine Worte veranlaßten mich dazu, die Karte in einer gesonderten Schublade aufzubewahren, wo sie nicht verlorengeht. Ich legte sie mit dem beruhigenden Gefühl dorthin, daß ich nun zumindest ein bißchen Macht über ihn hatte. Ich besaß etwas, womit ich ihn verletzen konnte. Ich weiß jetzt, daß ich die Karte aufgehoben habe, weil sie der einzige Beweis seiner Liebe zu mir ist, weil sie der einzige Teil von ihm ist, der mir gehört.

An dem Abend, bevor seine Frau von der Konferenz in Los Angeles zurückkommt, fahren wir zu unserem Stammlokal, wo uns der Japaner immer mit einem Lächeln begrüßt, das er für freundlich hält; ich finde allerdings, daß er eher amüsiert aussieht. Ich nehme meine Handtasche hoch und frage höflich, ob ich rauchen darf.

»Es wäre mir lieber, wenn du's lassen würdest. Meine Frau riecht Tabak sofort.«

Wie sehr ich mir wünsche, daß seine Frau bei ihrer Rückkehr im gemeinsamen Auto von Rauchgeruch empfangen wird. Sie verläßt das Flugzeug und geht durchs Flughafengebäude zum Gepäckband, wo ihr Gepäck im Kreis herumfährt, entdeckt ihn unter den wartenden Ehemännern, die alle ihre Frauen abholen und nach Hause bringen wollen; dann sehe ich sie, wie sie sich auf dem Beifahrersitz zurücklehnt, sich den Nacken reibt, erschöpft vom Flug und müde – und eine Spur von Rauch dringt ihr ätzend in die Nase, vielleicht gar vermischt mit meinem Parfum. In meiner Phantasie blickt sie ihn an, erzürnt und mit Tränen in den Augen, sie verlangt, daß er anhält, zieht sich den durchbrochenen Ehering vom Finger und wirft ihn ihm in den Schoß, dann reißt sie die Tür auf und verläßt ihn. *Gib ihn dieser Schlampe*, sagt sie.

»Vielleicht versuche ich unterbewußt deine Ehe zu ruinieren«, sage ich lächelnd, während ich mir eine Zigarette anzünde und zusehe, wie der Rauch das Innere des Wagens vernebelt.

»Tu das bitte nicht«, sagt er ruhig. Ich finde, daß ein Mann, dessen Ehe in meinen Händen liegt, etwas verzweifelter klingen sollte, doch ich sehe im Dunkeln nur sein Profil vor den Geschäften und Gebäuden, die vor dem Fenster vorbeirasen, und dem läßt sich nichts entnehmen. Hinterher ärgere ich mich, daß ich nicht auf seine Hände geschaut habe, um zu sehen, ob sie sich vielleicht ums Lenkrad krampfen.

Er sagt mir, daß wir viel Zeit füreinander haben werden in den kommenden Jahren, aber ich habe kein Zeitgefühl. Ich bitte ihn, mit mir wegzuziehen.

»Würdest du das wirklich tun?« fragt er. »Mit mir durchbrennen?«

»Ja.«

»Ich fühle mich sehr geschmeichelt.«

»Du mißverstehst mich. Es sollte keine Schmeichelei sein.« Ich stocke. Ich will sagen: *Es sollte mehr als das sein.* »Warum verschwinden wir nicht einfach?«

»Es geht nicht«, sagt er. »Es gibt Menschen, die mich brauchen – meine Patienten. Ich würde es liebend gerne tun, aber es geht nicht.«

»Ich habe genausoviel zu verlieren wie du,

weißt du«, sage ich, aber er glaubt mir nicht. Er hat mir den ganzen Abend über Whisky eingeflößt, und ich sitze vor ihm auf einem Stuhl und gerate ins Schwanken. Er nimmt meine Hände zwischen seine und zieht mich hoch, läßt mich dann auf die Knie sinken. Ich knie vor ihm, schwanke hin und her, blinzle zu ihm hoch. Meine Hände sind in seinem Schoß gestrandet.

»Du mußt gehen«, sage ich.

»Ja, ich muß morgen früh arbeiten.«

»Und du mußt deine Frau vom Flughafen abholen«, sage ich und hangle mich hoch, um den Abdruck meiner Lippen auf seiner bleichen Wange zu hinterlassen.

Erst an der Tür merke ich, daß ich mich an seinem Revers festhalte, und er gluckst und löst meine Finger. Er befestigt seinen Piepser in der Sakkotasche und tritt in die regenverhangene Nacht hinaus.

Ich habe vor, mich über den Rest des Chivas herzumachen, den er auf den Küchentresen gestellt hat, aber dann finde ich einen mit einem Aschenbecher beschwerten Umschlag neben der Flasche. Ich reiße ihn auf, mein Herz pocht schmerzhaft – vielleicht ein Brief, vielleicht sagt er mir, daß er nicht mehr ohne mich leben kann, daß er an diesem Abend seiner Frau von uns erzählen will. Doch statt dessen halte ich eine Grußkarte in den Händen, auf der ein Mädchen abgebildet ist, das am Strand steht. Es hat nackte Beine und Grübchen in den Knien und trägt ein lose sitzendes, narzissengelbes Kleid. Das Mädchen wirkt wie eine Zwölfjährige.

Die Karte ist ohne Text; nur zwei neue Hundert-Dollar-Scheine liegen darin.

Er versucht, seine Schuld abzutragen, indem er mir Geld gibt: zusammengefaltete Schecks auf dem Küchentisch, neue Banknoten in Grußkarten. Er kauft Lebensmittel und Kleider für mich, er bringt mir immer ein kleines Geschenk mit, als ob er sich damit das Recht erkaufen könnte, wieder zu seiner Frau zurückzukehren. Doch mein Gewissen kennt keine Methode, mit der es auf ein solches Geschacher reagieren kann. Der Bodensatz unserer Affäre klebt an mir wie Sperma. Denn ich denke sehr wohl an seine Frau – wie sie im Dunkeln neben ihm ins Bett sinkt, ihr Gesicht an seiner Brust birgt und seinen Duft atmet, ihn mit sich in ihre Träume nimmt. Ich denke daran, wie sie leiden würde, wenn sie es wüßte, und manchmal fürchte ich mich, weil ich so sehr danach verlange, ihr dieses Leid zuzufügen – dieser Frau, die mir leid tun müßte, weil sie betrogen wird, dieser Frau, die ich beneide.

Und an diesem Abend ist mir danach, diese glatten braunen Scheine zu zerreißen. Hält er mich für eine von diesen Kinderhuren mit ihren kniehohen Stiefeln und Bustiers, die er angeblich immer *downtown* aufgelesen hat, bevor er mich kennenlernte? Meine Hände zittern, so sehr wünsche ich mir, sein Geld loszuwerden. Statt dessen gehe ich zur Kommode neben dem Bett und lege die neue Gabe zu den Karten und Geldscheinen, die ich dort aufbewahre.

Er sagt häufig zu mir: »Wenn du meine Tochter wärst«. Mein Mund verzieht sich dann, und er muß jedesmal hinzufügen: »Du weißt, was ich meine.« Wenn alles anders wäre, meint er. Wenn wir nicht zusammen ins Bett gingen. Wir geben uns Phantasien darüber hin, was für ein liebender, fürsorglicher Vater er mir hätte sein können; was für eine hübsche, begabte Tochter ich geworden wäre.

»Ich bete dich an«, sagt er. »Ich wünschte, ich könnte dich heiraten.« Und dann: »Ich wünschte, du wärst meine Tochter«, während er meinen Hals küßt, meine Schultern, meine Brüste, und seine Finger zwischen meine Schenkel schlüpfen.

Es sieht nicht so aus, als kämen wir dieser Vorstellung nahe.

Sein After Shave hat sich in meinen Decken, meinen Kleidern, meinen Kissen eingenistet. Ich kann noch so viel Wäsche die Hintertreppe hinunterschleppen: Sein Geruch hat sich in meiner Wohnung breitgemacht, als wolle er sich häuslich niederlassen.

Er erzählt mir wenig aus seinem Leben, doch die groben Skizzen, die er mir zeichnet, werden in meiner Vorstellung sehr lebendig. An diesem Wochenende wird er mit seiner Familie nach Vancouver Island fahren.

Ich sehe sie vor mir, auf der Fähre, vielleicht ist der Himmel grau und es regnet, die Berge sind nebelverhangen, die Inseln mit ihren Wäldern erheben sich wie Rücken von Ungeheuern aus dem Meer.

Ich weiß nicht, ob seine Familie sich an Deck wagt und aufs Wasser schaut; ich stelle mir vor, daß sie herabstürzen und von den Schiffschrauben zermalmt werden und daß sich die Gischt purpurrot färbt.

Er hat mir von seinen drei Söhnen erzählt, und ich weiß, daß sie alle in der Pubertät sind. Ich weiß, daß der älteste stärker ist als sein Vater, gut aussieht und dichte rote Haare hat und daß dessen lebhafte Freundin ihn an mich erinnert. Ich weiß, daß sie ihn aufziehen und dabei die Augen verdrehen und peinlich berührt sind von ihm, wie ich es auch von meinen Eltern war.

»Oh, Paps«, stöhnen sie im Restaurant, wo er mit der Serviererin schäkert. »Laß das bitte, die geht mit uns in eine Klasse!«

Ich stelle mir vor, wie er die graue Leiter zum Deck hochklettert.

Er reicht seiner Frau die Hand. Als sie sie packt, bohrt sich der Ring in ihre Hand; ein Gefühl, das ihr wohlvertraut ist, als sei der Ring Teil seines Körpers.

Sie gehen hinter ihren Kindern her, an den orangen Plastikstühlen im Nichtraucherbereich vorbei, an der Caféteria, wo man klebriges Gebäck und Kaffee in Styroporbechern kaufen kann, an dem Souvenirladen mit den kleinen kanadischen Flaggen und den Sweatshirts im Fenster. Sie reißen die schwere Tür auf, die zum Deck führt, und der Wind zerrt an ihnen, spaltet sein Haar in Teile, die ihm vorne und hinten am Kopf und an der Wange kleben.

Seine Lieben, in Jeans und Sneakers, rennen zum Geländer, klammern sich fest, und er ruft und lacht und kämpft sich durch den Wind zu ihnen vor. Ich bin ganz sicher, daß er in diesem Moment nicht an mich denkt.

Glas

Sie hat die Faust durchs Fenster in ihrer Wohnung gesteckt. Als sie den Arm zurückzieht, hängt das halbe Fenster daran, zerschneiden die Scherben ihr Handgelenk und ihre Handfläche, leicht wie ein Messer, das ungekochtes weißes Hühnerfleisch zerteilt. Das Blut steigt auf, quillt über; sie sieht unbeteiligt zu. Das Klirren von fallendem Glas klingt wie ein Windspiel in ihren Ohren, das Klirren, das in die blaue Nacht hinaustanzt. Ballerinas aus Glas umklammern ihr Handgelenk; sie zieht sie heraus, läßt sie zu Boden fallen.

Sie geht ins Badezimmer und hält die Hand mit den Schnitten unter den Wasserhahn; das verdünnte Blut rinnt ins Waschbecken. Sie lächelt in sich hinein – sie lächelt immer, wenn sie sich niedergeschmettert und zerschlagen fühlt und ein Diamant in der Brust alles ist, was ihr blieb. Ein

Diamant, den niemand herausreißen und besitzen kann. Ein Diamant, der ihr an Schönheit ebenbürtig ist. Sie weiß, daß sie schön ist, weil der unbeirrbare, klare Spiegel es ihr sagt.

Doch ich sehe jemanden in dem Spiegel, der nicht schön ist, und deshalb haßt sie mich. Ich bin der Teil von ihr, den sie töten will. Sie hat es schon früher versucht, doch sie weiß nicht, daß sie schon lange tot wäre, wenn es mich nicht gäbe. Ich werde sie nicht sterben lassen; daß sie mich nicht ausstehen kann, ändert nichts daran. Vielleicht haßt sie mich deshalb so sehr. Ich halte sie zusammen, was bleibt mir anderes übrig? Ich sehe ihre blutunterlaufenen Augen und ihre großporige Haut, wenn sie vor dem Spiegel steht.

In trägen Spiralen mischt sich das Blut im Waschbecken mit dem Wasser. Das Wasser wird rosenrot. Sie hört das Glas fallen in ihrer Wohnung; sie hat leuchtende, glitzernde Dinge schon immer geliebt, und sie ist voller Ehrfurcht, weil es ihr gelang, dieses kleine, exquisite Orchester des splitternden Glases zu schaffen. Sie liebt alles, worin sich das Licht bricht, ob falsch oder echt. Die kristallenen Tropfen der Lüster. Diamanten. Den Schatz, der zwischen weißen Linien verborgen ist . . . Sie wickelt ihre Hand in ein Handtuch, sieht zu, wie rote Flecken auf dem blauen Stoff erscheinen. Sie geht ins Wohnzimmer zurück und sieht das Fenster, ein aufgerissener Mund in der Nacht, tropfendes Glas.

Ich wünschte, sie würde zum Telefon gehen und jemanden anrufen. Ich will ihr helfen, aber sie tut nur, wonach ihr zumute ist, wie immer. Der Schnitt müßte genäht werden, doch obwohl er sie nicht schmerzte – glatt und tief war –, graut ihr vor Nadeln, die die Tiefe der Wunde erkunden. Daß sie das Außergewöhnliche nicht fürchtet, jedoch vor dem Gewöhnlichen flieht, ist ein bemerkenswerter Widerspruch. Sie ist voller Widersprüche; ihre Sehnsucht und ihre Abhängigkeit plätschern warm in ihrem Inneren, aber an der Oberfläche ist sie ein vereister See, auf dem die anderen Schlittschuh laufen. Ich weiß das alles. Ich weiß nicht, warum sie meine Stimme nicht hören kann. Ich bin die einzige, die sie bedingungslos lieben kann, doch sie will nach draußen starren.

Sie steht vor dem gläsernen Wasserfall, hält ihre Hand. Sie möchte mit jemandem zusammensein, der brillant und verrückt und spielerisch ist wie sie selbst. Bei diesem Gedanken tanzt ein Lächeln um ihre Lippen, und sie wirbelt herum, weicht dem Glas aus, das ins Zimmer fliegt. Tödlich blinzelt es ihr vom Teppich zu. Sie beugt sich hinunter und hebt ein Stück auf, streicht vorsichtig mit dem Finger darüber; es hat eine scharfe, verführerische, gefährlich geschwungene Kante.

Verstehen Sie, warum ich mir Sorgen um sie mache? Ihre Hand hat aufgehört zu bluten, aber es gefällt mir nicht, wie sie sich in solchen Lagen verhält, wenn die weißen Linien ihr näherkommen, wenn sie die Augen schließt und ein Rasiermesser vor sich sieht, das eifrig schneidet, hackt, zerteilt. Doch die Linien sind nicht das Problem; das Problem besteht darin, daß sie wie ein Neugeborenes ist, das ohne Berührung sterben wird. Nur meine Arme können ihren Körper umfassen, und manchmal ist es seltsam, da will ich sie für mich ganz allein. Ich will, daß nur wir beide verbunden sind, in alle Ewigkeit. Wie Diamanten. In alle Ewigkeit. Jedesmal könnte ich sie aus ihrem Wahnsinn erlösen. Ich könnte ihre Einzelteile auffangen und zusammenfügen, wenn sie stürzt und aufbricht. Wenn sie so herumwirbelt, schwindlig, möchte ich jeden Kristall von ihr an mich drücken und sie beschützen.

Sie steht still, denkt an Allan, während die Glassplitter im Hintergrund sirren. Als sie das letzte Mal zusammen waren, hatte sie hier gelegen und voller Vertrauen zu ihm aufgeblickt. Er hatte auf sie heruntergeschaut im Dämmerlicht um drei Uhr nachts, ohne ein Lächeln, ohne Zärtlichkeit. Sie hatte Scham und Zorn in seinem Gesicht gesehen, als er sich rhythmisch in sie stieß. Ihr weißes Bein bog sich auf seiner Schulter wie der Hals eines Schwans. Vielleicht hatte ihn dieses Vertrauen erschreckt, weil er es nicht erwidern konnte. Vielleicht konnte er sie nicht dafür bewundern. Vielleicht sehnte auch er sich nur nach Dingen, die er nicht erreichen konnte, und verachtete sie, weil sie sich ihm hingab. Doch was hätte sie sonst tun können? Er rief nie an, obwohl er in der ersten Nacht sagte, er liebe sie, würde sie heiraten, wenn sie nicht . . . so bedürftig wäre? Wenn sie nicht so an ihm gezerrt hätte, nicht versucht hätte, nur einen Zipfel von ihm zu fassen zu bekommen, um ihn mit sich ins Dunkle zu reißen? Allan nannte sich selbst einen Händler der Illusionen. Jeden Morgen um fünf begannen die Börsenmakler aus New York bei ihm anzurufen; er schlenderte vor sich hin pfeifend zu seinem Sportwagen und fuhr zu Vorstandssitzungen. Abends holte er sie ab, im Radio lief Jazz, das Sternennetz nahm sie gefangen, und sie taumelte, flog umher in ihrer eigenen

Geschwindigkeit. In diesen Nächten, in denen er hartnäckig und gnadenlos sein Gesicht zwischen ihren Schenkeln vergrub, hatte sie immer das Gefühl, er versuche sie an einen Ort zu führen, wo sie nicht hingehörte. Vielleicht suchte er nach dem Diamanten in ihr? Deshalb blieb sie unversehrt, obwohl sie unter geschlossenen Lidern größer und größer wurde, drohte aus sich herauszuwachsen, ihren Körper zu verlassen; ihre Hände lagen auf ihrem Bauch, und sie bohrte die Nägel in die Handfläche. Ihre Nächte wurden zunehmend stiller, und dann sprachen sie gar nicht mehr; er tauchte geschäftig seine Zunge in sie, sie kämpfte gegen die Befehle ihres Körpers.

Nein, sie konnte nicht lockend am Rande seiner Welt herumwirbeln. Ich sehe das ein, sehe ein, wie unmöglich das alles war, und daß sie ihn spät abends anrufen mußte, als die weißen Linien verblaßt waren und sie in einem dunklen Taxi durch die Stadt raste und die kalten, bunten Lichter betrachtete. Es stört mich, daß sie stets in schlechter Verfassung war, wenn sie bei ihm eintraf, immer an seinen Ecken zog und zerrte. Sie hätten einander lieben, sich die richtigen Mengen Licht und Schatten zumessen können, wenn sie nicht am Rande von etwas gewesen wäre, was sie für den

Tod hielt. Wenn sie ihn doch nur einmal nicht angerufen und nicht: »Ich brauche dich« geflüstert hätte. Denn obwohl er der einzige Mensch ist, der mit der Größe ihres Schmerzes leben könnte, hatte er sich nicht für sie entschieden. Ich glaube eigentlich nicht, daß er sie verachtete. Er hätte nur einmal gerne ihr wirkliches Lächeln gesehen und nicht die irren Schmetterlinge, die um ihren Mund flatterten. Ich glaube, er hätte sich darüber gefreut. Auf diesem einen Lächeln hätten sie etwas Gemeinsames aufbauen können.

Doch nun steht sie am Schlund des Fensters, ihre Hand eingewickelt in verfärbtem Baumwollstoff, und sie lauscht der strahlenden Musik des fallenden Glases. Sie stellt sich vor, wie Allan in seinem Penthouse im Bett liegt, vor dem Fenster die Berge verschwimmen, unter dem Balkon die Stadt zu einer Einheit verschmilzt. Wind weht in seine Wohnung, streicht über die Kristallkugel auf seinem Tisch, über den Bambus, das Wasserbett. Er liegt unter der rosenfarbenen Bettdecke, ist dankbar, daß das Telefon nicht klingelt, und die Sterne gleiten an dem atmenden, grünen Bambus, der pulsierenden Kristallkugel vorüber und lassen sich zwischen den Bergen nieder.

Sie steht da, hält ihre Hand, der Schmerz hat sie

verlassen. Sie sieht die Splitter auf der Straße, die sich wie Tänzerinnen in anzüglichen und doch schönen Posen auf dem Asphalt spreizen. Und ich halte ihre Hand und sage ihr, daß es so besser ist, daß sie nur mich hat, daß nur ich sie beschützen kann. Sie nickt, und der Diamant glitzert in ihrer Brust, unversehrt, und ich nehme sie an der Hand und führe sie fort von der Musik, eine Linie aus weichem, weißen Glas entlang.

Fetischnacht

Die Wände des Kellerclubs sind schwarz. Sabina hört das Rasseln der Ketten, noch bevor sie das Ende des schmalen Gangs erreicht hat. Das Klakken von Stiefelabsätzen, das Knarren enger Lederhosen. Justine geht etwas vor ihr; ihr Körper ist angespannt und zielsicher wie ein Pfeil. Wenn Justines Jacke aufspringt, sieht Sabina die vertrauten Brüste ihrer Freundin; die leicht eckigen Nippel stehen hervor wie Antennen.

Der Barkeeper ist nackt, doch die dünnen goldenen und silbernen Halbmonde, die an diversen Stellen seines Körpers durch die Haut gestochen sind, lassen ihn bekleidet erscheinen. Justine bestellt Wasser, Sabina Wodka on Ice. Sie drehen eine kurze Runde durch den Club, zwängen sich zwischen Leuten hindurch, die weiches schwarzes

Leder oder nur ihre Haut tragen, die häufig mit Ringen und Steckern verziert ist. Einige Männer haben Kapuzen über dem Kopf, die wie Umhänge auf ihren Schultern aufsitzen. Eine Asiatin lehnt in einem engen Latexkleid an der Wand und zupft mit rotlackierten Nägeln an der Stelle, wo Strümpfe und Strapse aufeinandertreffen. Eine Blondine, die ein Cocktailkleid und einen diamantenbesetzten Goldreif am Hals trägt, wird bäuchlings auf einem Tisch festgebunden; Stricke und Handschellen werden um ihre Taille, ihre Handgelenke, ihre Knöchel geschlungen. Ein Sklave hängt kopfüber neben dem Türbogen, an seinem Geschlecht blinken Lämpchen auf, seine Freundin drückt einen Knopf an einem kleinen Kasten, der hinten in seiner Unterhose steckt.

Sabina bemerkt einen Mann, der am Piano steht und sie beobachtet, die Hände vor dem Bauch gefaltet. Als sie ihn anschaut, registriert er ihren Blick, aber er bewegt sich nicht, als sei er angekettet. Sie beschließt, sich vorerst nicht um ihn zu kümmern, und geht an die Bar. Die Bilder an der Wand sind in dem trüben Licht kaum zu erkennen, aber es scheint sich um Landschaftsbilder zu handeln: Männer in dicken Pullovern, die auf Klippen mit ihren Hunden spazierengehen, während gischtsprühende Wogen sich an Felsen brechen. Sie entscheidet sich für einen hohen Plüschsessel, und Justine hockt sich auf die Armlehne, stellt einen Fuß auf den Sitz und läßt den anderen baumeln. Mit einer Hand streichelt sie Sabinas Hand, in der anderen hält sie eine Zigarette, mit der sie auf die Hauptfiguren des Spiels weist – die international bekannte Domina, die Frau, die auf Schmerz steht und bei diversen Tätowier-Wettbewerben zweite wurde, das transsexuelle Model. Die Augen des Models wirken naßblau und verwaschen im Halbdunkel und sind groß und stark geschminkt. Die Haut an den Backenknochen ist zum Zerreißen gespannt.

Sabina stellt ihren Drink auf den Holztisch neben sich. Das Glas beschlägt, weil das Eis schmilzt und sich die Wärme der vielen Körper im Raum bemerkbar macht. Der Club ist voll, und viele brauchen Platz für ihr Kostüm: Halsbänder mit aufgesetzten Nägeln und Schrauben, Paddel und Peitschen an Gürteln. Gegenüber hocken zwei Mädchen Anfang Zwanzig in einer Couchecke. Die eine trägt ein Stirnband, um ihr Haar aus der Stirn zu halten, wodurch sie noch jünger und verletzlicher wirkt. Sie sprechen nicht, sondern beobachten alles mit dem nervösen, unersättlichen Blick von Voyeuren. Keiner im Club nähert sich ihnen.

Das Auspeitschen dauert schon eine Weile. Ein Mann liegt auf einem Tisch, nicht gefesselt, und hält ein Stück Leder fest. Er ist nackt bis auf die Unterhose, ein Lederhals- und -armband. Der Mann neben ihm trägt eine Perücke mit weichem, schulterlangem Haar, hat rotgeschminkte Lippen und ist in Strapse und eine merry widow gezwängt. Er umkreist den anderen und plaziert gekonnt mit verschieden großen Peitschen Schläge auf Beine und Rücken des Liegenden. Nach einer halben Stunde tanzt er noch immer um seinen Freund herum, sein Arm hebt und senkt sich unermüdlich, und es hagelt Schläge. Als das Prügeln heftiger wird, rutscht Justine so nahe an Sabina heran, bis sie fast auf ihrem Schoß sitzt. Das Glas in ihrer Hand ist vergessen. Sabinas Arm schlüpft unter die Jacke der Freundin und drückt tröstend ihre Brüste. Der Mann auf dem Tisch hat bereits jetzt mehr Schmerz ausgehalten, als sie es je bei einem Menschen erlebt hat, doch es dauert noch eine Weile, bis er auf den Lederriemen in seinen Händen beißt wie eine Frau, die gebiert. Schreie dringen aus seinem Mund, und er wendet das Gesicht Sabina zu. Seine Augen sind dunkel und voller Qual, und er starrt direkt zu ihr. Einen Moment scheint es, als wolle er Mut schöpfen, indem er sie ansieht; ihr Gesicht bleibt unbeweglich. Er läßt ihren Blick nicht los, während sein Freund mit aller Kraft auf ihn einschlägt. Es ist jetzt still geworden in dem Club, und seine Augen befehlen ihr, nicht zu blinzeln, nicht zu atmen, den Bann nicht zu brechen. Erst als er sich wieder nach vorne neigt, um auf den Riemen zu beißen, beginnt Sabinas Herz wieder zu schlagen, und es schmerzt, als ob jemand von innen gegen ihre Brust hämmert. Das Auspeitschen muß ein Ende nehmen, doch es geht weiter, die Leute, die in ihren ausgeklügelten Kostümen herumstehen, wirken nicht mehr bedrohlich, die Ketten hängen schlaff an den Lederhosen herunter, ein, zwei Frauen treten vor und sagen dem Mann, der immer wieder auf dieselbe Stelle schlägt, er soll damit aufhören, er verletzt den anderen zu stark, aber immer noch senkt sich die Peitsche auf berstendes Fleisch, und die Wände und die Decke werfen das Geräusch zurück. Schließlich beginnt der Mann auf dem Tisch zu weinen, sein ganzer Körper erbebt unter den Schluchzern wie eine weißrosa Welle aus rohem Fleisch.

Der Punkt des Erträglichen ist lange überschritten, als die Schläge endlich versiegen. Der Mann mit der Perücke atmet schwer, nimmt dem anderen behutsam den Lederriemen aus den Händen und hilft ihm auf. Der Mann stolpert und stürzt beinahe, und die beiden stützen sich und bahnen sich einen Weg durch die Menge. Die Leute weichen zurück, und es dauert lange, bis die Stille endet und die Gespräche wieder aufgenommen werden. Die Leute husten und räuspern sich, probieren ihre Stimmen aus, als sprächen sie zum ersten Mal. Bevor die beiden durch einen Türbogen verschwinden, küßt der Mann mit der Perükke seinen blutenden Freund in einer Ecke, und Sabina hört ihr leises, einvernehmliches Lachen.

Der Mann, der Sabina den ganzen Abend beobachtet hat, taucht überraschend auf allen vieren vor ihr auf. Sie blickt Justine an und zuckt mit den Achseln; die Freundin grinst und setzt sich auf einen anderen Sessel, zieht die Knie an die nackte Brust, raucht in tiefen Zügen. Der Mann küßt den Boden um Sabinas Füße, und als sie die Beine übereinanderschlägt, bewegt er sich vorsichtig auf den herabhängenden Fuß zu. Sein Gesicht erinnert sie an eine Sturmwolke – ein rundes Gesicht, weiche braune Locken, buschige Augenbrauen, große aufgewühlte Augen und ein geschwungener Mund. Sie greift ihm zwischen die Beine und stößt auf seinen in weiches, geschmeidiges Leder gehüllten Penis. Sie bittet ihn nicht darum, doch er zieht sofort eine Peitsche aus seinem Gürtel, wie ein Soldat, der sein Schwert zückt, und reicht sie ihr. Sie beginnt mit den ersten Schritten des Foltertanzes, die Musik ist vertraut und immer gleich, das Klatschen von Leder auf Haut, die kurzen unwillkürlichen Schmerzensschreie.

Sabinas Sklave kriecht jetzt durch den Club, wie sie es ihm befohlen hat, mit gerecktem Hintern und gesenkter Stirn. Er heult und bellt. Die Leute machen im Platz, sehen Sabina neugierig an, lächeln, jetzt, da die Angespanntheit, die durch das Auspeitschen des Mannes auf dem Tisch entstanden war, einer gelösteren Stimmung Platz gemacht hat. Ein Mädchen mit kurzgeschorenem Haar und Ringen an den Schläfen, in der Nase und am Hals fragt Sabina, ob sie sich ihren Sklaven für eine Runde borgen dürfte, und als Sabina einwilligt, setzt sich das Mädchen flink auf seinen Rücken und treibt ihm die Absätze ihrer knöchelhohen Stiefel in die Seiten. Sie kläfft, und ihr kleiner hübscher Körper windet sich lustvoll. Ab und an schlägt sie seinen Hintern mit einem Lederriemen. Als der Sklave mit gesenktem Kopf zu Sabina zurückkehrt, klettert das Mädchen von ihm herunter, bedankt sich bei Sabina und gibt den Sklaven zurück, indem sie sich verbeugt und schwungvoll mit dem Arm auf ihn weist.

Die Fetischnacht ist fast vorüber. In den Räumen des Clubs flammen Lichter auf und stellen weiße Gesichter mit grellem Make-up bloß; einige davon gehören zu Männern. Sabina geht zur Toilette, einem modernen, abweisenden Raum mit vielen Spiegeln und glatten Betonwänden. Justine und sie verlassen den Club durch hellerleuchtete Flure, drängeln sich zwischen den anderen Gästen, die ihre Verwandlung verstört; viele haben Kleidung zum Wechseln in knisternden Tüten dabei.

Draußen warten die Taxis. Aus dem Umkleideraum im hinteren Teil des Clubs tauchen Leute auf, die nicht wiederzuerkennen sind in ihren Hemden und Hosen, Jeans, Strumpfhosen und Trenchcoats. Das Licht der Laternen erhellt die Straße, und es hat leicht zu regnen begonnen. Der Regen ist kalt und hängt in der Luft wie Schnee.

Justine winkt ein Taxi herbei und steckt die andere Hand in ihre enge Lederhose, um sie zu wärmen. Jemand berührt Sabina am Arm, und als sie sich umdreht, sieht sie ihren Sklaven vor sich, der ihr mit schamhaft gesenktem Blick einen gefalteten Zettel überreicht. Sie entfaltet ihn und sieht eine Telefonnummer, doch als sie aufsieht, um sich von ihm zu verabschieden, ist er verschwunden; in einer Seitenstraße oder einem Taxi oder im Dunklen, zwischen den zerfallenen Häusern. Sie steigt ins Taxi, und Justine deutet auf den Mann, der sich auf dem Tisch auspeitschen ließ. Sabina hätte ihn nicht wiedererkannt. Er ist angezogen und geht mit leichten, beschwingten Schritten neben seinem Freund her, der die Perücke abgenommen hat. Als sie um die Ecke biegen, fällt Sabina auf, daß die beiden fast gleich groß sind. Ihre Schultern stoßen sachte aneinander, dann sind sie verschwunden.

Gnade

Am vierzigsten Geburtstag deiner Frau quäle ich dich und spiele dir die Aufnahme einer Dichterlesung von Dylan Thomas vor. Er spricht theatralisch, verfällt manchmal fast in einen Singsang. »Geh nicht gelassen in die gute Nacht, Im Sterbelicht sei doppelt zornentfacht.« Seine Worte wirken gebieterisch und pulsieren durch meinen Körper. Gehorsam stecke ich dir den spitzen Absatz meines Schuhs in den Mund. Du beobachtest mich irritiert, weil ich betrunken bin und es mehr Geschick erfordert, über deinem nackten Körper zu balancieren, als du glaubst. Ich möchte nicht auf dich stürzen mit meinem Gewicht und den silbrigen Spitzen meines Armbands, möchte dich nicht verletzen und die Verabredung zum Dinner mit deiner Frau zunichte machen, die du abends im Hafen treffen wirst, dort, wo die weißen Schiffe einlaufen. Sie wird über die *New York Times Review of Books,* Literaturmagazine, Verlegertreffen und andere Dinge plaudern, die dich verwirren, weil du beschlossen hast, deinen Lebensunterhalt als Arzt und nicht als Dichter zu verdienen. Wir beide ahnten nicht, daß wir unzufrieden sein würden, als wir diese Entscheidung trafen. Ich will dich nicht verletzen, zumindest nicht aus Ungeschicklichkeit, weil ich betrunken bin und mein hoher Spann es mir schwermacht, in Stilettos die Balance zu halten. Ich will, daß es eine Bedeutung hat, wenn ich dich verletze, ich will, daß jede Grenzüberschreitung freiwillig und zweideutig ist, daß wir nicht den Wein dafür verantwortlich machen können oder die Tatsache, daß ich mich in dieser Position, mit einem Fuß auf deinem Nacken, an nichts festhalten kann und das einzig Ruhige der Boden zu sein scheint, der aber weit weg ist.

Ich werde nicht sanft sein. Der Absatz meines Schuhs steckt in deinem Mund, und er ritzt den Gaumen, dort, wo das Fleisch geriffelt und kitzlig ist. Du lutscht an dem Absatz wie an einem Phallus, und ich frage mich, was du schmeckst, welche gräßliche Mischung aus Staub und Schmutz und Gehsteig du verschlingst. Von hier oben sehe ich, daß du eine Glatze bekommst; deine grauen Haare fallen nach hinten auf den Teppich, und deine hohe Stirn glänzt. Wie du da liegst mit geschlossenen Augen und dich darum bemühst, meinen Absatz zu befriedigen, könntest du auch eine aufblasbare Puppe oder eine Comicfigur sein, und es gelingt mir, dir meinen Absatz so behutsam wie einen Penis zu entziehen und damit rosa Kreise auf deinen Wangen und deinem Kinn zu hinterlassen.

Bei den Treffen mit dir suche ich nach dem Bösen in uns, das unsere Münder austauschen wie beim Kuß. Die Grenzen meines Geistes, die ich einst für stählernde Zäune hielt, erwiesen sich als verrottete Bretter, die ein Fußtritt zu Fall brachte. Nachdem die Grenzen einmal überschritten waren, wurde es von Mal zu Mal leichter, Schmerz zuzufügen, und wir hatten begriffen, daß wir ihn überleben würden. Einmal habe ich sogar an mir selbst ausprobiert, was ich dir antue. Ich schlug mich mit einer Silberkette, und die stockenden Momente des Schmerzes, die meinen Mund öffneten und meine Augen schlossen, faszinierten mich. Danach blickte ich an mir hinunter, betrachtete meinen Schenkel, auf dem die Kette einen volkommenen Abdruck hinterlassen hatte.

Als der Schmerz nachließ, fragte ich mich, ob

du bei unseren Treffen auch diese Empfindungen hast: die Zeit bleibt stehen, während sie sonst an dir vorbeirast, jetzt, wo du die Hälfte des Lebens hinter dir hast und einige deiner Freunde schon tot sind. Vielleicht kann nur die Verarbeitung des Schmerzes dich vom Einerlei deines Alltags ablenken – den unvermeidlichen Bürostunden, den heranwachsenden Kindern, die Geld für Konzerte und Klamotten haben wollen, den Golfstunden am Wochenende. All das führt zum Älterwerden, zu Gebrechen und zum Tode.

»Brenn, Alter, rase, wenn die Dämmerung lauert«, befiehlt Thomas streng. Vielleicht ist der Tag nur noch von Dauer, wenn der Schmerz dich umschlingt, wenn deine Augen geschlossen und deine Lippen offen sind. Vielleicht suchst du so nach dem Element der Unsterblichkeit, das ich zu finden hoffe, wenn ich Gedichte schreibe. An jenem Tag habe ich zu verstehen versucht, was der Schmerz für dich bedeutet, wenn du mit verzerrter Stimme protestierst und ich aufhöre, weil es kein lustvolles Flehen mehr ist, das dir aus dem Mund rinnt wie Wasser oder dünnes Blut.

Dir weh zu tun, macht süchtig; ich warte gierig auf den Moment, in dem du dich ausziehst und auf den Boden legst. Dein Bauch ist rund, und auf deiner Brust breitet sich ein weiches Feld schwarzer Haare aus, das auf dem Bauch in einem dünnen Streifen ausläuft. Er erscheint mir wie ein Dolch, sadistisch. Ich könnte mir auch vorstellen, daß du einen schwarzen Bart hast und schwarze Lederwesten anprobierst, dich in einem der Geschäfte in der Innenstadt vor dem Spiegel drehst, die ich nun häufig fasziniert aufsuche; es überrascht mich, wie herzlich ich von dieser Gemeinschaft aufgenommen werde. Nirgendwo bin ich so fraglos akzeptiert worden. Ich befühle die verwirrenden Ketten meines neuen Gewebes und rede mit den Frauen hinterm Tresen, die überall Stecker und Ringe tragen und lächeln und mir Bücher empfehlen; mir wird klar, daß ich noch am Rande stehe und die Mitte bodenlos ist. Du könntest auch einer dieser Männer sein, die sich in Anzeigen zum Foltern junger blonder Sklaven anbieten, oder die Zeitschriften lesen, in denen Anleitungen zur Herstellung von Bänken und Fesseln und Gerätschaften zur Erzeugung von Schmerz gegeben werden. Du hättest dich auch in diese Richtung entwickeln können, und ich neige zu der Annahme, daß dies vielleicht noch geschehen wird. Manchmal gehe ich abends durch die Wohnung und frage mich, ob ich eines Tages zu weit gehen werde und du aufspringen und mich schlagen wirst. Wir wissen es beide nicht, denn wir sind Teil des anderen, und der Moment, in dem wir Kräfte verbinden wie andere Menschen Körpersäfte, kann sich frei entfalten in seiner Größe.

Die Kraft fließt in mich, warm und weich und golden, pudrig wie Blütenstaub. Vorher wußte ich nicht um die Leere in mir, die Küsse, Blumen oder tapfere Liebesbeteuerungen nicht füllen konnten. Diese Leere sang in mir, hohl und blau, und wurde dann rot wie Wut. Schon beim ersten Treffen wußte ich, daß ich dich hätte töten können und daß du mich nicht so weit gehen lassen würdest, wie ich es brauchte. Als ich auf deinen muskulösen Körper am Boden blickte, wünschte ich mir, daß etwas von diesem Rot aus mir herausquellen sollte durch dich, durch die dumpfe Farbe der Hiebe und Schläge.

Vorgestern hast du mir in einem der Sexshops *downtown* ein Armband gekauft. Es lag zusammengerollt in einem staubigen Winkel des Schaukastens, halb verdeckt von faltigen Dildos und Cremes und Lotions in schrillen Packungen. Ich sah mich ungeduldig um, mußte aufs Klo, die Füße taten mir weh in den hohen Schuhen, und die eingeschweißten Zeitschriften und die an die Wand geheftete bunte Unterwäsche langweilten mich. Die Frau hinterm Tresen wirkte starr und zahnlos, und ihre Augen schienen aus Glas zu sein. Mir gefiel der Laden nicht besonders, und dir offenbar auch nicht, du hast so oft auf die Uhr gesehen und ans Abendessen mit deiner Frau gedacht, die vielleicht das rote Lederoutfit tragen würde, das du ihr gekauft hast, auch wenn sie die dazugehörige Rolle nicht spielt. An diesem Nachmittag blieb keine Zeit, sich mit burgunderroten Spitzendessous und Lederröcken mit Fransen in Umkleidekabinen herumzudrücken. Das weiche Zeug interessierte mich nicht mehr, die Zartheit der Wäsche empfand ich als Beleidigung. Die neunschwänzige Katze lockte meine Fingerspitzen, die Stöcke, die steif an der Wand hingen, selbst die morbide schwarze Ledermaske auf dem blinden Styroporkopf verursachte ein Kribbeln in mir. Mir war, als hätte sich die Welt, die mich jahrelang trug, plötzlich gedreht, und auf der anderen Seite lebten Leute, in deren erhobenen Handflächen Blut und Leder zu sehen waren.

Die Frau mit den reglosen Augen zeigte uns das Armband, und wir befühlten die Spitzen der Nägel. Als sie sagte, daß dieses Armband verboten war, sagte ich, daß ich es gerne haben wollte, und du hast dafür bezahlt, und in dieser Nacht trug ich es, während ich schlief und Kerzen in Kristallleuchtern ein flackerndes Licht erzeugten. Es quälte mich, die ganze Nacht, denn jedesmal wenn ich die Hand bewegte, stach ich mich, und ich wurde wach. Ich trug es am nächsten Tag und behauptete, ein Freund habe es mir als Gag geschenkt, und beim Mittagessen kam ein Mann an meinen Tisch und sagte: »Damit können Sie jemanden umbringen.« Seine Augen waren braun und überaus vertrauensselig. Als ich später die Frau umarmte, mit der ich gegessen hatte, quietschte sie und sagte: »Du hast mich in den Rücken gepiekt.«

Es wird sich als nützliches Spielzeug erweisen, wenn ich es nächstes Mal an deinen besonders empfindlichen Körperteilen zum Einsatz bringe. Ich werde dich mit den Spitzen des Armbands streicheln, und dann werde ich dir damit weh tun. Das gehört zur Lust; liebevolle Zärtlichkeiten, bevor ich dich quäle. Ich liebe es, dich leidenschaftlich und zärtlich zu küssen, bevor ich dir ins Gesicht schlage; den feuchten Finger leicht um deine Eichel kreisen zu lassen, bevor ich die Haut kneife; an deinem kurzen Nippel zu lutschen und die kleine harte Spitze mit den Zähnen zu streifen, bevor ich zubeiße.

Ich höre dir zu, wenn du nachts anrufst, weil du mit jemandem reden mußt, und ich sitze eine halbe Stunde am Telefon, während du über deine Ehe und die Kinder und die Praxis sprichst, und ich sage nie, daß du mich langweilst oder daß ich keine Zeit für dich habe. Ich beweise dir meine Harmlosigkeit, indem ich dir Gedichtbände schenke, aber ich schaffe es nie, dir mehr als ein paar Zeilen vorzulesen, weil du ungeduldig wirst und mich zu Boden ziehst, wo uns die Worte und unsere Alltagsgesichter verlorengehen.

Wenn wir beide jeweils Opfer des anderen sind, dann sind wir die schönsten Opfer der Welt. Manchmal, wenn ich über dir stehe, meine Absätze in dich bohre, blicke ich auf einen kleinen Horizont in der Ferne; dann begreife ich, daß sich jedesmal ein träger dunkler Fleck auf den unberührten weißen Jahren meiner Zukunft ausbreitet; wenn sich dein Gesicht gequält verzerrt, weiß ich, daß du mich umbringen wirst, nicht ich dich. Jedesmal wenn du aufschreist, erlischt das Licht in mir, und zurück bleiben nur verknotete rote und schwarze Stricke, wie Peitschen mit Knoten, die an der Wand hängen und darauf warten, benutzt zu werden, auf weiße Haut zu treffen, die zurückzuckt und schreit.

Du hast dieses einnehmende Lächeln und diese blauen Augen; deshalb bist du tagsüber einer der beliebtesten Zahnärzte der Stadt. Woher sollen die Leute auch wissen, daß dieselben Finger ein Stück Draht so fest um deine Peniswurzel binden können, daß sogar ich zusammenzucke? Woher sollen sie wissen, daß du alles in den Mund nimmst, was an hochhackigen Schuhen auf der Straße hängenbleibt? Du bist so freundlich, deine Hand hebt das vertrauensvolle Kinn, du blickst ihnen in den Mund, redest ihnen gut zu. Du siehst in ihr Inneres, wie du in meines geblickt hast, an jenem ersten Abend, als wir uns bei Drinks und Barmusik kennenlernten, und obwohl ich wenig sprach und nichts ahnte, hast du etwas in mir erspäht, das du als dunkel, sehr dunkel beschrieben hast; du hast einen Teil von mir gesehen, der mir in all den Stunden vor dem Spiegel entgangen war.

Das ist kein Spiel, hast du immer wieder gesagt, bis ich es jede Nacht in meinen Träumen hörte. Du kannst es als Spiel sehen, aber ich werde so gut wie alles tun, was du verlangst, was es auch sein mag.

Ich hatte geglaubt, daß du von Spaziergängen

am Strand, Dichterlesungen und Weintrinken sprachst, daß meine Wünsche nicht weiter reichten. Ich war nicht auf diese Wut gefaßt, die zunimmt statt abzunehmen, wenn du mich anflehst, aufzuhören, wenn ein dünnes Grollen meine Kehle emporsteigt und die Luft durchschneidet.

Deine Frau hat vierzigsten Geburtstag, und die Stimme von Dylan Thomas wird langsamer und verstummt schließlich. Du quetschst dich zur Tür hinaus; hast deine Aktentasche unter den Arm geklemmt, und die Sonne spiegelt sich in deiner Brille. Ich wundere mich immer wieder, wie wir uns trennen und zu Arbeit und Alltag zurückkehren können, als wäre nichts geschehen, als hätten unsere Taten uns nicht grundlegend verändert. An der Oberfläche ist alles wie zuvor – du bist diskret mit deinen Wunden; keiner stellt Fragen. Ich setze mich an meine Schreibmaschine, reibe meine geschwollenen Füße, die wunden Fersen, denke an unsere Verpflichtungen, Gattinnen und Gedichten gegenüber, und denke, daß es gut so ist; wir wollen ja nicht, daß das Ende, die letzte endgültige Szene, zu schnell kommt. Wir wollen unsere Lust Stück für Stück auskosten, Zentimeter für Zentimeter, wir wollen sie langsam lecken, damit sie lange hält. Wir werden es gut machen und sehr lange hinauszögern, mein armes, gestreiftes Opfer; wir werden uns gegenseitig zu Menschen machen, die wir so sehr hassen, daß wir sie töten möchten.

Die Wohnungen

Auf dem Duschvorhang in der Wohnung des Mannes sind Korallen und Fische abgebildet. Jane fällt eine andere Wohnung ein, die des Fahrers. Aber an die will sie nicht denken. Das Badezimmer hier ist anders; auf dem Bord liegt ein Reisemagazin, darunter ein *Playboy,* im Regal steht eine dreieckige Flasche Eau de Toilette, der Spiegel ist nur ein Spiegel, ohne Medizinschrank dahinter. Und auf dem Boden eine Waage, an der Stelle, wo der Taucher seine Masken aufbewahrte; die, die er unter Wasser, und die, die er im Bett trug.

Hier ist es okay. Es wird nicht so wie in den anderen Nächten. Diesmal wird es gut. Jane hebt das Reisemagazin ein bißchen hoch und wirft einen Blick auf das Playmate des Monats, das blond ist und aus irgendeinem Grund eine Krone trägt. Jane blickt in den Spiegel und zuckt mit den

Achseln. Das entspannt ihre Schultern, deshalb macht sie es noch einmal. Eine Strähne ihres braunen Haars fällt ihr in die Stirn, und sie streicht sie zurück; ihre Finger zittern in dem kritischen Licht der Neonröhren über dem Spiegel. Ihr Spiegelbild teilt ihr mit, daß ihr Gesicht aufgedunsen ist, ihre Haare ungewaschen sind und sie avocadofarbene Ringe unter den Augen hat. Jane, die Schmucklose. Doch der Mann in dieser Wohnung will sie, begehrt sie mehr, als es üblicherweise die Kunden tun. Vielleicht wird er heute nacht vor ihr auf die Knie fallen und ihr sagen, daß er sie liebt, daß er nicht mehr ihr Freier sein will, daß er richtig mit ihr ausgehen möchte: ins Kino, zum Abendessen, zum Spazierengehen am Deich.

Bei dem Gedanken grinst sie vergnügt und versucht klar zu sehen, um sich etwas herzurichten. Sie schwankt, schwindlig vom Alkohol, hält sich mit einer Hand am Bord fest und klatscht sich mit der anderen Wasser ins Gesicht. Als sie sich aufrichtet, stößt sie sich die Stirn am Wasserhahn, und für einen Moment wird das Badezimmer grau, wie in einem alten Film. Doch dann schimmern die harten Flächen wieder, das wellige Marmorbord, der Spiegel, die Armaturen. Und hinter ihr zieht ein Fischschwarm über den Duschvorhang, spinnt grüne und orange Lichtbahnen um ihren Kopf.

Das dumpfe Knallen eines Korkens läßt sie innehalten, als sie gerade angestrengt einen Lippenstift über ihren Mund zieht; sie hat dabei das Gefühl, etwas Sinnvolles zu tun, ein Ziel zu haben. Sie reißt die Badezimmertür auf und geht den Flur entlang, in Richtung des Geräuschs. Er steht am Küchentresen, hält den glitzernden, geflügelten Korkenzieher in der Hand.

»Süße Jane«, sagt er.

Als sie ihren Kopf an seinen Arm legt, fällt ihr wieder das Haar in die Augen, und für einen Augenblick sieht sie die Küche hinter Stäben und Fäden, und der Tresen verformt sich wie in einem Traum. Sie ist dankbar, daß sie sich an diesem Körper neben ihr festhalten kann, dessen Glieder sanfter sind als die Ecken des Tresens oder die glatte Seite des Kühlschranks. In ihrem Wein spiegelt sich das Oberlicht, es tanzt in dünnen Kreisen, hübschen Kreisen, die in ihrer hohlen Hand herumwirbeln.

Er küßt ihr Gesicht, ihren Hals, sie weiß, daß er bald etwas vom Schlafzimmer raunen wird.

»Warte«, sagt sie, stemmt sich gegen seine Brust, kichert, als er ihr zuerst ins Ohr bläst, sie dann losläßt. Sie geht durch die Küche, dann durchs Wohnzimmer; auf ihren hohen Hacken, wiegt sie sich im Rhythmus des Musikvideos, das über Lautsprecher zu hören ist, die an den Fernseher angeschlossen sind. Vorbei an den Bücherregalen, die die ganze Wand einnehmen, den CD- und Plattenstapeln, der zerlegten Kameraausrüstung in der Ecke, zur offenen Balkontür, durch die Kälte eindringt.

Sie hat ihr ganzes Leben in dieser Stadt verbracht, die Kulisse ist ihr vertraut – Berge, ein paar Schiffe im Hafen, die kalt glitzernden Brücken und Skipisten und die Lichter *downtown.* Die Lichter in den Gebäuden rundum erinnern sie an die Wohnungen der anderen Männer.

Sie hält sich am Geländer fest und blickt nach unten. Wenn sie fiele, würde die Nacht an ihrem Gesicht vorübergleiten wie ein flüchtiger Traum. Über ihr am Himmel zeigen sich die Sterne; einige rühren sich nicht, andere funkeln. Der Himmel ist so hart wie Schiefer, doch der Mann in dieser Wohnung ist weich. Er wird sie wieder aufrichten, alles in Ordnung bringen. Der Mann ist aus Fleisch gemacht, nirgends stehen Ecken oder Kanten hervor an seiner schweren Gestalt. Müßig versucht sie sich sein Gesicht in Erinnerung zu rufen, doch es gelingt ihr nicht, da waren zu viele andere. Macht nichts. Sie wird es erkennen, wenn sie wieder hineingeht, sie wird ihn anlächeln und auf den Mund küssen können wie einen Geliebten. Wenn sie sich jetzt umdreht und nach drinnen geht, werden die Sterne grell vom flachen Himmel herunterscheinen, und sie wird sich einreden können, daß die Stadt leblos ist und all diese Lichter in den anderen Wohnungen leere Räume erhellen.

Sie ist im Schlafzimmer, und er ist warm wie ein Kissen, das sie die ganze Nacht umschlungen hat; das tut sie immer zu Hause, wenn sie alleine schläft. Er riecht nach Waschpulver und dem blauen Duftwasser. Sie bedauert es, daß sie nicht gleichzeitig in seinen Armen liegen und trinken kann. Von Zeit zu Zeit stützt sie sich auf und trinkt einen Schluck aus dem Glas, das auf dem Nachttisch steht.

Es ist kalt im Zimmer, er hat das Fenster offengelassen, läßt die verhaßten Berge, den nachtblauen Himmel ein. Auf der Kommode flackern Öllampen so wild, als wolle die Nacht sich etwas wünschen und alle Kerzen auf einen Streich auspusten. Das Bett ist groß und weiß wie ein schneebedecktes Feld. Bald wird sie ihm etwas bieten müssen für sein Geld. Bald wird sie sein Gesicht wie vom fernen Ende eines Tunnels wahrnehmen, wenn er sich aufstützt und seine Glieder über ihrem Körper in Position bringt.

Er lächelt jetzt. Er ist über ihr, in ihr. Die Nacht quillt durchs Fenster herein, und sie ist nicht bei ihm, sondern denkt an all die anderen Männerkörper in ihren Wohnungen, wie sie sich demütig oder herrschsüchtig krümmten – wie ihre Hand sich erhob und eine Schulter aufs Bett oder auf den Boden drückte, wie ein Blutrinnsal aus einem angerissenen Nippel sickerte. Ein Mann kämpft mit einem Klistier, während er seine Genitalien befummelt; ein anderer liegt mit abgespreizten Armen und Beinen auf dem Bett, von Seilen gefesselt, die sie so versiert gebunden hat wie die Schnur, mit der sie als Kind spielte, die sie in eine Wiege, in eine Brücke verwandeln konnte. Wieder ein anderer Mann kniet in einem ungeheizten Keller auf dem whiskygetränkten Teppich, weint und lutscht am zehn Zentimeter langen Absatz ihres Schuhs; während in einem Penthouse ein Mann bedächtig seinen schwarzen italienischen Anzug auszieht und dann durch den Flur kriecht und bellt. All diese Gesichter sind gerötet; von der Lust und der Scham und dem Zorn, die ihre Leidenschaft begleiten. »Bitte«, will sie flüstern, und sie bohrt die Nägel in den Arm des Mannes, »mach, daß sie weggehen, daß sie nur ein Traum sind.« Doch der Mann im Schlafzimmer schließt die Augen, er liebt sie, dort, zwischen ihren Beinen, und merkt nicht, daß sie in Schweiß gebadet ist, weil die Männer ihr weh tun. Der Schweiß rinnt ihr von den Schläfen in die offenen Augen. Sie versucht, von hundert rückwärts zu zählen: neunundneunzig, achtundneunzig, es soll aufhören. Der Mann glaubt, daß sie es schließlich doch genießt, er lächelt breit, so daß sie seine Zähne sieht; er versucht auch zu zählen, damit er es länger für sie hinauszögern kann: neunundneunzig, achtundneunzig ... es dauert zu lange, zu lange hört sie die Männer schreien.

Doch dann ist es vorbei. Er rollt von ihr herunter, starrt sie einen Moment an; seine Pupillen sind groß im Kerzenlicht. Er verschränkt die Arme hinterm Kopf, legt sich auf den weißen Kissenberg. »Jane«, sagt er, »ich glaube, du solltest jetzt gehen.«

Sie döst vor sich hin im Taxi, das über die Brücke fährt und die Stadt mit ihren flackernden Neonlichtern und Straßenlampen durchquert. Die Nachtluft schmeckt faul in ihrem Mund, wie ein Kater. Sie räkelt sich auf dem Rücksitz; es ist ihr egal, daß ihr Minirock hochrutscht und der Fahrer sie im Rückspiegel verächtlich anstarrt. Jenseits des Wassers legt sich der Mann in der Wohnung in seinem weißen Bett schlafen.

Jane kuschelt sich in ihre Jacke, streicht über das Rechteck in ihrer Tasche, die Fünfzig-Dollar-Scheine. Draußen verbinden sich die Straßen der City, blau und glitzernd – Geschäfte, Restaurants, Clubs. Sie lehnt die Stirn ans Fenster, beobachtet aus müden Augen die Paare, die hie und da vorüberschlendern, hört Gesprächsfetzen und manchmal Gelächter, das der frostige Wind zu ihr trägt. Zwischen Wellen von Übelkeit kommt ihr in den Sinn, daß bestimmte Dinge, die einst noch möglich schienen, von Nacht zu Nacht unwahrscheinlicher werden.

Der alte Mann

In einer Gegend, in der es viele Galerien, Läden für Bilderrahmen und Buchgeschäfte gibt, wohnt ein alter Mann gegenüber von einem Restaurant. Ich besuche ihn jeden zweiten Tag um die Zeit, zu der sich die meisten Familien zum Abendessen setzen. Er beobachtet, wie ich in einem Taxi vorfahre, dessen Scheinwerfer die Straßenmitte erhellen. Da es im Taxi dunkel ist, kann er mich selten erkennen auf dem Rücksitz, aber er weiß, wer kommt. Er macht die Tür auf und wartet.

Das Restaurant-Schild flackert über einer Reihe von Buntglasfenstern. Ununterbrochen geht oder kommt jemand, so daß die Tür ständig halb geöffnet ist und ich das Klirren der Gläser auf den Tabletts hören und die weißen Jacken der Kellner sehen kann. Ich habe das Lokal nie betreten; ich weiß nicht, ob das Gelächter von kleinen diskreten Tischen an der Wand kommt oder von Männern an der Bar, die von Frauen in kurzen Schürzen umsorgt werden, oder von runden Tischen, an denen sich Paare mit ihren Freunden treffen. Wenn ich aus dem Taxi steige und dem Restaurant den Rücken zukehre, höre ich das Klacken von Pumps auf den Betonstufen, höre, wie Namen gerufen und in der Abenddämmerung Autotüren zugeschlagen werden.

Doch ich halte mich nicht länger dort auf, weil der alte Mann auf mich wartet. Rasch überquere ich den Gehsteig und den Grasstreifen am Rande. Die spitzen Absätze meiner Stilettos klacken, wenn ich auf das Haus zugehe; ein grelles Echo der Schritte von gegenüber.

Wie immer steht der alte Mann halb im Schatten, halb im Licht; er hält mit der Schulter die schwere Stahltür auf. Über ihm quillt gelbes Licht aus der Tür und bildet ein Dreieck auf der obersten Treppenstufe. Sein Gesicht ist bleich und in sich verschlossen; sein weißes Haar leuchtet auf seinem Kopf und riecht nach einem Shampoo mit hohem Alkoholgehalt.

»Barbie«, sagt er. Manchmal nennt er mich auch Lolita. Oder sogar Kuschel, weil er glaubt, daß ich ihn gern umarme. Er sucht immer noch nach einem Namen für mich; er sagt, er hat noch keinen gefunden, der richtig gut zu mir paßt.

Wir küssen uns, und er läßt die Tür los, die zuklappt und mir in den Rücken knallt. Einmal, als wir gemeinsam darauf warteten, daß die Scheinwerfer des Taxis zwischen den geparkten Autos auftauchten, stieß er mich versehentlich von der obersten Stufe, und ich stolperte mit meinen hohen Schuhen und vertrat mir den Fuß. Ich stürzte nicht, aber ich verstauchte mir den linken Knöchel. Er redete einfach weiter, mit den Händen in den Taschen seines Sakkos, hielt die Tür mit der Schulter auf, betrachtete die Lichterkette in einem Baum auf der Straße. Ich mußte mich an dem Eisengeländer festhalten und biß mir auf die Lippe, bis ich spürte, wie ein Tropfen Kupfer in meinen Mund drang. Manchmal scheint er mich gar nicht zu bemerken; er winkte fröhlich, als ich davonhinkte.

Andererseits entgeht ihm nichts. Es gibt gewisse unausgesprochene Gebote, die sich in der ersten Woche unserer Begegnung herausbildeten. Ich darf kein Outfit zweimal tragen, aber er freut sich, wenn ich einen Trenchcoat oder einen kurzen Rock, den er besonders gerne mag, irgendwann später mit anderen Sachen kombiniere. Ich muß immer bei ihm sitzen und zwei doppelte Scotch trinken, lächeln und mich mindestens eine Stunde, aber nicht länger als anderthalb Stunden mit ihm unterhalten. In dieser Zeit darf kein Schweigen entstehen, sondern ich soll geistreiche Konversation machen, mich lobend über ihn äußern und ihm erzählen, was ich getan habe, während ich nicht bei ihm war (nur andere alte Männer dürfen nicht erwähnt werden). Danach muß ich mit ihm ins Bett gehen; zweimal die Woche sagt er allerdings, es ist nicht nötig, du bist bestimmt müde und willst noch ein bißchen plaudern oder heimfahren. Ich dehne dann mein Lächeln bis zu den Ohren aus und sage, ich möchte aber mit ihm ins Bett gehen. Kuschel, murmelt er dann beifällig. Einmal, als ich Fieber und die Grippe hatte und mir von den doppelten Glenfiddichs schwindlig war, habe ich gesagt, ich sei tatsächlich müde, aber da hat er mich an den Handgelenken hochgezogen und ins Bett geschleppt und meinen Kopf zwischen seine welken Schenkel gepreßt. Die Kraft der Hand, die in meinem Nacken kreiste, die hervorquellenden grünen Adern und die trockenen Hautfalten zwischen den Fingern brachten mich zum Schweigen.

An diesem Abend folgt er mir durch den Flur in

seine Wohnung. Er schließt die Tür und schiebt einen Küchenstuhl unter den Türknauf. Er packt mich an den Schultern, zieht mich an sich und steckt mir die Zunge in den Mund, als wolle er mir halbgares Fleisch aufdrängen, das knorpelig und schlaff ist. Nach einer Weile zieht er sie wieder zurück und reibt die Lippen aneinander. Ich drehe mich um und begebe mich zu meinem Platz auf der Couch. Er sieht mir nach, und ich merke, daß ihm meine Aufmachung heute abend – rote Seidenbluse und Lederrock – nicht richtig zusagt, weil er nur dreimal äußert, daß ich schön und wunderbar zurechtgemacht sei. Wenn ich sehr gut aussehe, sagt er das den ganzen Abend über im Abstand von fünf oder zehn Minuten. Ich muß mich jedesmal bedanken und lächeln. Ich sage nie so oft »danke schön« wie bei dem alten Mann. Wenn ich es leid bin und nur nicke oder ihn ansehe, stützt er die Ellbogen auf die Knie, beugt sich vor und fragt mich eindringlich, was los sei. Dann sage ich, es sei alles in Ordnung, und er sagt, er glaube mir nicht. Und ich versichere ihm, es sei wirklich alles in Ordnung, und dann deutet er mit seinem schwieligen Finger auf mich und lacht laut und höhnisch. Ich versuche diese Szene zu vermeiden. Wenn ich irgendwie schlampig aussehe oder billige Sachen anhabe, wenn ich zu ihm komme, gibt es dicke Luft. Er starrt dann auf meine einzelnen Körperteile, bis ich mir wünsche, sofort einen neuen Designer-Minirock zu tragen, oder mir am liebsten die durchsichtigen Leggins vom Leib reissen und halterlose Strümpfe mit Glitzersteinen an der linken Wade anziehen möchte.

Doch es besteht auch die Gefahr, zu gut auszusehen; wenn das vorkommt – eher selten –, überhäuft er mich mit Vorwürfen, starrt jedoch auch minutenlang reglos auf meine Brust oder meine Knie oder meinen Schuh. Er fragt dann ein-, zweimal, wo ich danach noch hingehe, in dieser Aufmachung, und dabei schaut er zu Boden. Ich sage, nirgendwohin, ich habe mich nur für ihn so hübsch gemacht, doch er grunzt und vermeidet es weiterhin, mich anzusehen, als biete sich ihm ein abscheulicher Anblick von Armut und Krankheit.

An diesem Abend schenkt der alte Mann den Whisky großzügig ein. Ich schätze ab, wieviel von der blaßgoldenen Flüssigkeit ich trinken muß, und sehe, daß in meinem Glas etwas herumrudert. Es ist beige und faserig, hält sich in der Mitte des Drinks, sinkt abwechselnd bleischwer nach unten und treibt wieder an die Oberfläche. Ich werde am

Rand trinken und es mit dem letzten Schluck rasch hinunterschütten, hoffentlich mühelos.

»Wie geht's den Mädels?« fragt der alte Mann und setzt sich in den Butterfly-Sessel vor dem Fernseher. Der Sessel steht so, daß ich nicht gleichzeitig bequem mit ihm sprechen und ihn ansehen kann, wie ich mich auch zurechtsetze auf der Couch. Ich muß es jedoch tun, was diverse Verrenkungen und Verspannungen im Nacken zur Folge hat. Wenn ich Jeans anhätte, könnte ich mich an die eine Armlehne legen, die Kissen zur Seite schieben und im Schneidersitz halbwegs bequem sitzen. Aber ich trage keine Jeans. Ich schlage die Beine übereinander, und der niedrige Glastisch drückt gegen meine Waden; ich quetsche mich in die Couch und ziehe die Knie unnatürlich weit hoch, um den Druck zu verringern.

»Gut«, sage ich, »den Mädels geht es gut.«

»Sie sind immer noch da, sind nicht weggegangen?«

»Sie sind immer noch da, ich sorge dafür, daß sie es gut haben, deinetwegen.«

Der alte Mann kichert vergnügt. »Und die Lady, wie geht es ihr?«

»Auch der Lady geht es gut.«

»Ah«, sagt der alte Mann und lehnt sich in dem

Stuhl zurück. »Das hör ich gerne, das hör ich gerne. Mhm, die Lady. Mhm, hm.« Er reibt die Lippen aneinander.

Die Mädels sind übrigens meine Brüste. Die Lady ist meine Vagina. Ich bin Barbie, oder auch Lolita. Der alte Mann hat eine Geheimsprache für uns entwickelt, Codes und Zeichen, wie Verliebte es in der ersten, überschwenglichen, leicht albernen Zeit ihrer Beziehung tun.

»Hältst du mich für verrückt?« Der alte Mann wirft einen Blick auf die Moderatorin im Fernsehen, schaut dann wieder zu mir.

»Nein, ich halte dich nicht für verrückt.«

»Ach, das sagst du nur so. Ich bin verrückt, oder? Ich muß verrückt sein.«

»Nein, kein bißchen.«

»Nicht mal ein bißchen verrückt?«

»Na ja, vielleicht ein kleines bißchen. Aber nur auf eine ganz tolle Art.« Ich schenke ihm ein breites Grinsen.

»Ah. Oh.« Der alte Mann ist zufrieden mit meinen prompten Antworten. Er stellt die Füße in größerem Abstand auf den Boden und zupft leicht an seiner Krawatte. Ich schmeichle ihm, indem ich eine Bemerkung über das aufgeplusterte Stück Seide mache, das aus seiner Sakkotasche herausschaut. Wir spielen unser übliches Spiel, gehen auf die gewohnte Weise vor – Komplimente und Bestätigungen, Avancen und scheuer Rückzug, detaillierte Berichte über die Blumen, die er heute morgen gekauft hat, die Anrufe, die er erhielt, und die Mahlzeiten, die er einnahm. Ich nehme einen weiteren Schluck von dem verschmutzten Scotch und behalte dabei mißtrauisch die Kreatur im Auge, die irgendwo auf dem Boden herumkriecht. Er sagt wie aus weiter Ferne: »Du bist schön, aber das muß ich dir nicht sagen, du bist immer schön, nicht wahr? Nicht wahr, Süße?«, und ich schüttle das Schwindelgefühl ab, ziehe meine Lippen hoch, entblöße meine Zähne, sage »danke schön« und lächle, als hinge mein Kontostand davon ab.

Der alte Mann hat fünf Decken auf seinem Bett. Jedesmal, wenn ich bei ihm bin, lege ich mich nackt unter eine andere Decke. Er kommt dann ans Bett geschlichen, wie jetzt; ein Lichtquadrat vom Flur fällt ins Halbdunkel. Er wühlt unter den Woll- und Baumwollschichten herum, und manchmal kneift oder kitzelt er mich dabei. Heute abend liege ich unter Decke Nummer vier, und er braucht lange, bis er mich gefunden hat; er reißt die erste Decke hoch, versucht unter die Matratze zu linsen. Als er auf meinen nackten Schenkel stößt, kichert er und hüpft triumphierend, dann schlüpft er rasch zu mir.

»Ah, du bist eine ganz Raffinierte, wie? Hast wohl gedacht, du könntest mich reinlegen, was?«

»Ja«, sage ich demütig, »ich bin ziemlich raffiniert.«

»Hm? Was war das?«

»Es war sehr raffiniert von mir, mich hier zu verstecken.«

Der alte Mann ist der Präliminarien, des Vorspiels jetzt überdrüssig. Er packt mich im Genick, und ich lege meine Arme auf seinen sommersprossigen, fettigen Rücken. Er riecht nach Rasierwasser, das junge, muskulöse, gut frisierte Männer mit Reklamegesichtern benutzen. Er schiebt mir wieder die Zunge in den Mund; sie scheint doppelt so dick und doppelt so lang zu sein wie vorher unter der Tür. Er fuhrwerkt damit eine Weile an meinem Zahnfleisch herum. Ich streichle seinen unreinen Rücken und überlege, wie es wäre, seine Zunge an der Wurzel abzubeißen. Ich stelle mir vor, wie ich sie ihm in sein verblüfftes Gesicht spucke, wo sie zuckt und zappelt; dann fällt sie zu Boden wie eine kleine tote Forelle, blutig.

»Du küßt und kuschelst gerne, nicht wahr?«

»Mit *dir* mache ich das gerne«, sage ich und ziehe mich von der Zunge zurück, die leider immer noch in dem verschwommenen alten Gesicht über mir festsitzt.

»Kuschel«, sagt er. »Das bist du doch, nicht wahr? Du bist Kuschel«, und er zieht mich rasch an sich und spaltet trickreich meine Beine mit seinem. Ich unterdrücke einen Aufschrei, als die Kante seines Metalluhrarmbands mir versehentlich ein Stück Haut vom Rücken reißt, und dann einen zweiten, als er sein Gesicht verlagert und dasselbe an meinem Oberarm wiederholt. Dann folgen eine Reihe Karateschläge, bei denen seine knochigen Ellbogen, Knie und Schienbeine mit den weichen Stellen meines Körpers kollidieren, während er sich mit mir auf dem Bett wälzt und sich schließlich auf mich hievt, wobei er vergißt, sich auf die Matratze statt auf meinen Körper zu stützen.

»Süße«, sagt er. »Süße? Bitte? Bitte bitte bitte bitte bitte? Süße? Süße? Darf ich rein?«

Meistens kommt er nicht »rein«, obwohl er es versucht. Der Versuch ist schlimmer als das »Reingehen«. Er nimmt seinen schlaffen Penis, dessen Anblick ich mir bisher erspart habe, indem ich immer genau jetzt die Augen zumache, und versucht ihn zwischen meinen Schenkeln unterzubringen, indem er ihn quetscht, drückt, stößt, knickt und sonstwie mißhandelt. Derselbe entschließt sich endlich nach einer Art Todeskampf nachzugeben und einigermaßen steif zu werden, zumindest so lange, daß er ihn reinstecken kann, wo er dann wieder in Tiefschlaf verfällt. Dieses Stadium der hastigen Einführung erreichen wir nicht immer, doch ich bin jedesmal froh, wenn es klappt, weil das Gerangel sonst noch länger dauert. Nachdem der Penis einmal »reingegangen« und in sich zusammengesackt ist, weigert er sich, sich weiter zu manövrieren zu lassen, und der Abend ist zu Ende; von ein oder zwei quälenden Zungensuchaktionen an meinen Mandeln und einer weiteren erschütternden Umarmung abgesehen.

An diesem Abend geht er rein, wird wie gehabt schlaff, zieht sich in Wurmform zurück. In den Wochen, die wir uns kennen, ist es dem alten Mann noch nicht geglückt zu kommen, obwohl wir darauf ganz offensichtlich hinarbeiten. Und wir machen Fortschritte; in der ersten Woche war es ihm nicht einmal möglich, sein zaghaftes Glied zu irgendeiner Regung zu veranlassen.

»Danke, Süße«, schnauft er an meinem Hals. »Ich danke dir.«

»Gern geschehen.«

Er legt mir die Hand unters Kinn und dreht mein Gesicht zu sich, schiebt mir einen Arm unter den Rücken. Ich verliere ein weiteres Stück Haut an sein Uhrarmband.

»Ich danke dir«, sagt er bedeutungsschwanger.

»Gern geschehen«, sage ich noch einmal, entziehe ihm mein Kinn und andere Körperteile und setze mich an den Bettrand. Ich will meinen Kopf aufstützen. Ich will meinen Körper inspizieren und die Schäden dieses Abends auflisten. Ich bin mir noch nicht darüber im klaren, was ich dem alten Mann antun will, aber das Bild der abgetrennten, zuckenden Zunge befriedigt mich ein Weilchen.

»Wart's nur ab«, sagt er vom Bett her, als ich mit meinen Kleidern im Arm aufs Badezimmer zusteuere. »Eines Tages, bald, passiert es, Barbie, mit Pauken und Trompeten. Wart's nur ab, dann blas ich dir den Kopf weg.«

Als ich ins Badezimmer haste, denke ich, daß er ein reichlich merkwürdiges Bild für die Auswirkungen seines bevorstehenden Orgasmus auf mich gewählt hat. Es kommt mir fast so vor, als wüßte er, daß ich nur daran dachte, mir die Birne vollzudröhnen, als ich unter ihm lag. Ein einziges Mal gehen unsere Phantasien in dieselbe Richtung, aber sogar dabei liegen fünfzig Jahre zwischen meinem und seinem Verständnis des Bilds.

Der alte Mann wohnt gegenüber von einem schikken Restaurant in einem schicken Stadtteil. Er ruft mich jeden zweiten Tag an, und ich fahre mit dem Taxi zu ihm, und die Fahrer erzählen mir Geschichten aus den Ländern, aus denen sie kommen, und erzählen von den Orten, in denen sie Urlaub machen wollen, wenn sie im Lotto gewinnen. Einige von ihnen haben meine Nummer, und sie geben sie an Geschäftsleute weiter, die am Flughafen ankommen; die Sorte, die jemanden für ein, zwei Stunden wollen, bevor sie zu einer Besprechung oder zum Abendessen mit Freunden gehen. In letzter Zeit steht es schlecht um die Wirtschaft, das Geschäft ist entsprechend mies, und der alte Mann ist mein einziger Stammkunde, mein Hauptmacker, mein Kerl.

Ich weiß, was als nächstes passieren wird. Es gibt nur ein paar Entwicklungsmöglichkeiten für diese Geschichte, nur ein paar Kombinationen von Szenerien und Folgen. Ich gehe davon aus, daß mich dieser alte Mann noch ein, zwei Monate bestellt, alle zwei Tage anruft, um sich nach dem Befinden der Mädels und der Lady zu erkundigen. Gut, werde ich sagen, der ganzen Familie geht's gut. Er wird mir anbieten, mit ihm zu verreisen, und wir werden einen Preis aushandeln. Wir werden darüber sprechen bei doppelten Scotches, werden die Flüge erster Klasse und die Hotels aussuchen und uns überlegen, was wir an Gepäck mitnehmen, aber wir werden nie fahren. Irgendwann wird er sagen, daß er mich liebt. Doch das wird vorübergehen, und dann wird er nur noch alle ein, zwei Wochen anrufen und schließlich gar nicht mehr. Er wird sich ein anderes Mädchen kommen lassen, aus einem anderen Land, mit anderen Maßen, oder er wird eine Frau in seinem Alter kennenlernen und sie in das schicke Restaurant ausführen und zu ihr ziehen, oder, was am wahrscheinlichsten ist: Er wird wieder sein sexloses Leben führen. Ich bin überzeugt davon, daß er es nie schaffen wird, mir den Kopf wegzublasen.

Inzwischen ist er immer noch damit beschäftigt, den richtigen Namen für mich zu finden. Barbie, Lolita, Kuschel ... so richtig gefallen sie dem alten Mann alle nicht. Gestern abend, als wir im Wohnzimmer saßen und verschiedene Namen ausprobierten, habe ich meinen richtigen Namen eingeworfen, aber er hat heftig den Kopf geschüttelt. Auf keinen Fall, hat er gesagt, ganz und gar nicht, der paßt überhaupt nicht zu dir.

GOLDMANN

Frauen heute

Autorinnen von heute definieren den Begriff Weiblichkeit jenseits gängiger Klischees neu und schreiben mit Witz und Selbstironie über Liebe und Leben, Erotik und Romantik. Ein zeitgemäßer Typ Frauenliteratur: emanzipiert, poetisch, provokant, unterhaltsam und anspruchsvoll zugleich.

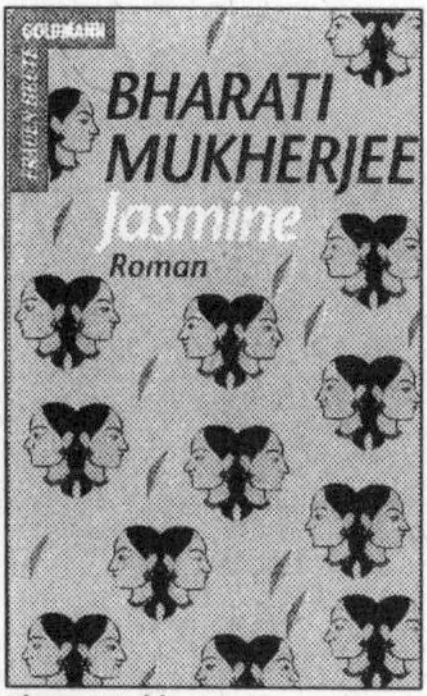

Bharati Mukherjee, Jasmine 41070

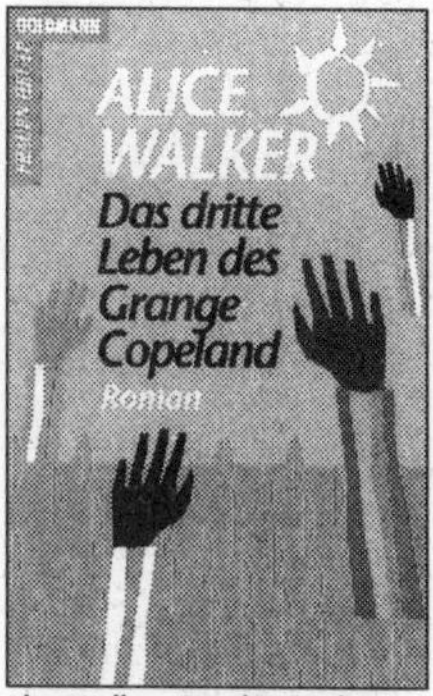

Alice Walker, Das dritte Leben des Grange Copeland 9896

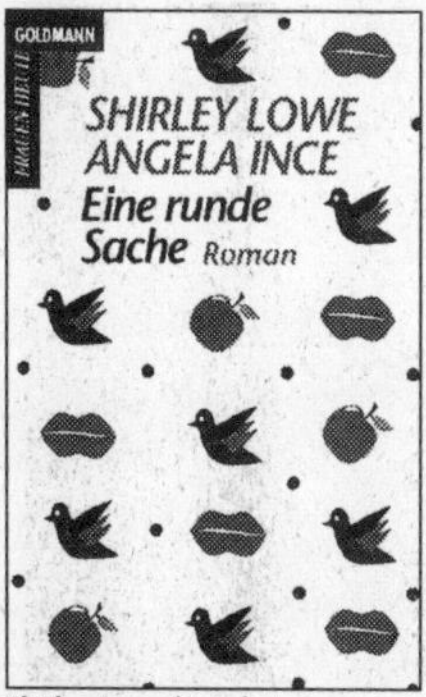

Shirley Lowe/Angela Ince, Eine runde Sache 41399

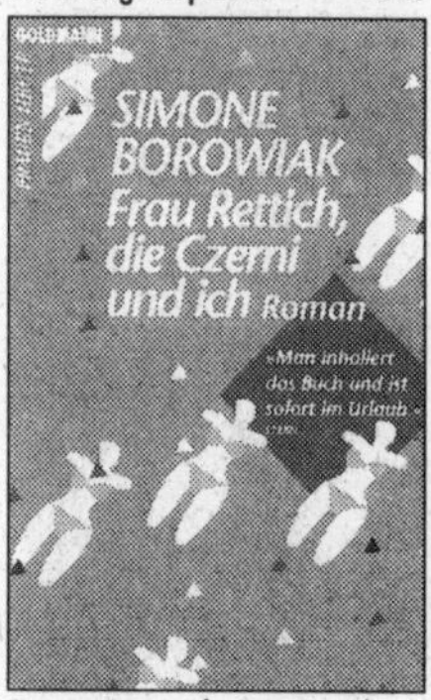

Simone Borowiak, Frau Rettich, die Czerni und ich 42134

Goldmann · Der Taschenbuch-Verlag